名誉总主编 金世元　　总主编 梅全喜　　**中成药实用手册丛书**

儿科中成药实用手册

主　编　李　楠

副主编　宋　英　管咏梅　杨光义　万　方

编　委 （以姓氏笔画为序）
万　方　冯玲玲　任桂林　李　文
李　阳　李　楠　李　霞　杨光义
宋　英　郭志烨　黄　娟　黄永亮
管咏梅　谭裕君

人民卫生出版社

图书在版编目（CIP）数据

儿科中成药实用手册/李楠主编. —北京：人民
卫生出版社，2018

（中成药实用手册丛书）

ISBN 978-7-117-26745-8

Ⅰ.①儿… Ⅱ.①李… Ⅲ.①小儿疾病 - 中成药 - 用

药法 - 手册 Ⅳ.①R287.5-62

中国版本图书馆 CIP 数据核字（2018）第 097586 号

| 人卫智网 | www.ipmph.com | 医学教育、学术、考试、健康，购书智慧智能综合服务平台 |
| 人卫官网 | www.pmph.com | 人卫官方资讯发布平台 |

中成药实用手册丛书
——儿科中成药实用手册

主　　编：李　楠
出版发行：人民卫生出版社（中继线 010-59780011）
地　　址：北京市朝阳区潘家园南里 19 号
邮　　编：100021
E - mail：pmph @ pmph.com
购书热线：010-59787592　010-59787584　010-65264830
印　　刷：北京虎彩文化传播有限公司
经　　销：新华书店
开　　本：850×1168　1/32　印张：7　插页：2
字　　数：181 千字
版　　次：2019 年 3 月第 1 版　2023 年 11 月第 1 版第 3 次印刷
标准书号：ISBN 978-7-117-26745-8
定　　价：29.00 元

打击盗版举报电话：010-59787491　E-mail：WQ @ pmph.com
（凡属印装质量问题请与本社市场营销中心联系退换）

为《中成药实用手册丛书》而题

中成药是历代医家的用药精华，应当继承发扬，加以提高。

丁酉年冬月金世元

前　言

　　中成药是中医药学宝库中的重要组成部分,具有疗效确切,携带、使用方便,价格便宜等优点,长期以来在临床广泛使用,已成为当今防病治病不可缺少的药物,在国内外享有较高的声誉。中成药作为中医防治疾病的一个重要工具,其对人体的效应具有两重性,即产生治疗作用的同时也会产生不良反应。在临床上若能合理使用中成药,就能在充分发挥其治疗作用的同时降低不良反应的发生概率,使患者早日康复。若不能正确合理地使用中成药,不仅达不到治疗疾病的目的,反而会造成不良反应的概率增加,在延误疾病治疗的同时引发新的疾病,有的甚至危及患者生命安全。

　　目前中成药的临床应用存在着一定的问题,不合理应用情况发生的比例仅次于抗生素类药物。据不完全统计,约有七成的中成药是西医医生为患者开出的,而其中大多数西医医生并没有系统学习过中医药的基础理论和中成药的相关知识,在应用中成药方面经验不足,又缺乏指导,因此在处方中对中成药的使用存在许多不合理的地方,其中最主要的是没有辨证使用中成药,为此我们在深入学习国医大师金世元教授主编的《中成药的合理使用》专著的基础上,组织编写了这套适合于中西医临床医生阅读的《中成药实用手册丛书》,该套丛书共分《内科中成药实用手册》《外科及骨伤科中成药实用手册》《妇科中成药实用手册》《儿科中成药实用手册》《五官科中成药实用手册》五个分册。

　　本套丛书针对目前临床上不少中成药没有辨证使用、西医及老百姓不会使用中成药的问题,设计出中成药的【辨证要点】【临床应用】【不良反应】【注意事项】等栏目内容,特别是设置的【辨证要点】栏目,便于在中医辨证和西医诊断的基础上辨证使用中成药,突出病证结合、辨证论治的原则,对指导中成药的合理应用有重要的作用。同时为了方便西医临床医师和普通老百姓的阅读和参考,本套丛书按照现代医学病症分类,从内科用药、外科用药、骨伤科用药、妇科用药、儿科用药、眼科用药到肿瘤科用药等进行分类,几乎涵盖所有常见医学病症,并且在各科用药内容中对病症做了细分,如内科用药分为感冒类药、高热类药、暑湿类药、咳喘类药、脑卒中类药、高脂血症类药、胸痹类药、眩晕类药、头痛类药等。此外,在栏目设置上向现代医学重视的方面倾斜,如【临床应用】【不良反应】和【注意事项】等栏目上都做了详细的介绍。这些对指导医生和患者临床安全、合理使用中成药具有较重要的参考价值。本套丛书可供临床医生、药师、护士、患者及药品监督和卫生行政管理部门、药品不良反应监测和研究机构、药品生产和经营企业等相关工作人员参考,亦可供医药院校学生阅读参考。

本套丛书的编写全面参考了国医大师金世元教授的《中成药的合理使用》中的精髓,我们又非常荣幸地邀请到金老担任本套丛书的编辑委员会名誉主任委员,同时也邀请金老为本套丛书的出版题词,在此我们全体编写人员向金老表示诚挚的谢意和崇高的敬意!本套丛书还参考了国内外杂志及著作,凡参考医药杂志的文献资料列入正文,部分正文中没有列出的参考文献的数据参考梅全喜主编的《新编中成药合理应用手册》。本套丛书在编写出版过程中得到了首都医科大学金世元国医大师传承工作室、四川好医生药业集团有限公司、北京四方中药饮片有限公司、北京盛世龙药业有限公司、北京万泰利克药业有限公司和盛实百草药业有限公司的大力支持,在此一并表示衷心感谢!

由于编者水平有限,加之时间仓促,书中难免出现错误和不足之处,希望广大读者给予批评指正。

梅全喜

2018 年 5 月 1 日

目 录

第一章

感冒类药

本类药物用于感冒病症。其主要症状为鼻塞、流涕、打喷嚏、恶寒怕冷、发热、咽痛咽痒、头痛,中医理论认为感冒多由风邪所致,因风为春季的主气,感冒多见于春季,但因四时皆有,多见于春季或气候寒冷之时。病情较轻者为伤风;病情较重,有较强流行性和传染性者为时行感冒,相当于现代医学中的普通感冒、流行性感冒和上呼吸道感染等疾病,中医按照发病机制将感冒分为风寒感冒和风热感冒,风寒感冒以鼻塞、打喷嚏、咳嗽、头痛为一般症状,还伴有怕冷、流清涕等症状,此时需服用辛温解表、宣肺散寒等作用的药物;风热感冒以发热、咽喉疼痛为主要症状,还伴有痰黄、舌苔黄厚等症状,治疗时应以辛凉解表为原则,应辨证论治,同时需注意此类药物的注意事项及禁忌。

本类药物主要有小儿至宝丸、至宝锭、宝咳宁颗粒、小儿琥珀丸、小儿清感灵片、小儿百寿丸、小儿金丹片、小儿感冒宁糖浆、小儿解表颗粒(口服液)、小儿宝泰康颗粒、小儿百乐片、小儿清毒糖浆等。

儿感清口服液
Erganqing Koufuye
《新药转正标准第40册》

【药物组成】荆芥穗、薄荷、化橘红、紫苏叶、黄芩、法半夏、桔梗、甘草。

【功能主治】解表清热,宣肺化痰。用于小儿外感风寒,肺胃蕴热证。症见发热恶寒,鼻塞流涕,咳嗽有痰,咽喉肿痛,口渴。

【辨证要点】外感风寒,肺胃蕴热证。症见发热,恶寒,口渴,鼻塞流涕,舌红,脉浮数。

【剂型规格】口服液。每支装 10ml。

【用法用量】口服。1~3 岁,一次 10ml,一日 2 次;4~7 岁,一次 10ml,一日 3 次;8~14 岁,一次 20ml,一日 3 次。

【临床应用】用于小儿外感风寒,肺胃蕴热的内热证。如普通型感冒,或辅助治疗流行性感冒。

【不良反应】尚未见不良反应。

【注意事项】①本品含甘草,不宜与海藻、大戟、芫花、甘遂同用;②忌食辛辣、生冷、油腻食物;③本品如有少量沉淀,可摇匀后服用;④本品性状发生改变时禁止使用;⑤本品为外感风寒,肺胃蕴热证而设,外感风热证忌用。

儿感退热宁口服液

Ergan Tuirening Koufuye

《中华人民共和国药典》2015 年版一部

【药物组成】青蒿、板蓝根、菊花、苦杏仁、桔梗、连翘、薄荷、甘草。

【功能主治】解表清热,化痰止咳,解毒利咽。用于小儿外感风热,内郁化火,发热头痛,咳嗽,咽喉肿痛。

【辨证要点】外感风热表证。症见发热,头痛,咽喉肿痛,舌边尖红,脉浮数。

【剂型规格】口服液,每支装 10ml。

【用法用量】口服。10 岁以上儿童一次 10~15ml,5~10 岁儿童一次 6~10ml,3~5 岁儿童一次 4~6ml,一日 3 次,或遵医嘱。

【临床应用】用于治疗儿童急性上呼吸道感染。①治疗儿童急性上呼吸道感染 236 例,治疗组 118 例,治疗组（儿感退热宁口服液）采用 3~5 岁,口服,每日 3 次,每次 5ml;6~10 岁,口服,每日 3 次,每次 10ml;11~12 岁,口服,每日 3 次,每次 15ml,结果治疗组总有效率 91.53%;对照组服用抗病毒颗粒,治疗 118 例患儿,总有效率 81.36%,3 日内退热稳定并不回升,且在退热时间、咳嗽、气急、咽部充血、肺部体征等主要症状、体征的改善上治疗组明显优于对照组（$P<0.01$）[四川医学,2006,27（10）:1085];②对 200 例风寒感冒患儿,治疗组给予儿感宁口服液,1 岁以内每日 10ml,2~3 岁每日 15ml,4 岁以上每日 20ml,每日 3 次,对照组给予小儿速效感冒颗粒治疗,治疗一个 7 天后,发现两种药品均可改善感冒症状,治疗组总有效率为 87%,对照组为 88%[中国当代医药,2015,22（5）:149-150]。

【不良反应】有文献报道,个别患儿在空腹口服时有胃不适、呕吐和腹泻等胃肠反应[四川医学,2006,27（10）:1085]。

【注意事项】①本品含有甘草,不宜与海藻、大戟、甘遂、芫花等配伍;②对于风寒外感咳嗽不适用,其表现为恶寒重,发热轻,无汗,鼻塞流清涕,口不渴,咳吐稀白痰;③忌食辛辣、生冷、油腻食物;④本品以清热利咽,化痰止咳为主,适用于小儿风热感冒者,若见高热、咳重者应及时去医院就诊。

小儿至宝丸

Xiao'er Zhibao Wan

《中华人民共和国药典》2015 年版一部

【药物组成】紫苏叶、广藿香、薄荷、羌活、陈皮、制白附子、胆南星、炒芥子、川贝母、槟榔、炒山楂、茯苓、六神曲（炒）、炒麦芽、琥珀、冰片、天麻、钩藤、僵蚕（炒）、蝉蜕、全蝎、人工牛黄、雄黄、滑石、朱砂。

【功能主治】疏风镇惊，化痰导滞。用于小儿风寒感冒，停食停乳，发热鼻塞，咳嗽痰多，呕吐泄泻。

【辨证要点】外感风寒，内热食滞证。症见身热面赤，烦躁口渴，气促痰鸣，突然惊厥抽搐，牙关紧闭之痰热内盛之实象，舌红，苔黄，脉浮滑。

【剂型规格】大蜜丸，每丸重 1.5g。

【用法用量】口服。一次 1 丸，一日 2~3 次。

【临床应用】用于小儿感冒，消化不良，高热惊厥，呕吐泄泻，支气管肺炎等病证。

【不良反应】尚未见报道。

【注意事项】①本品含川贝母，不宜与川乌、附子和草乌同用；②本品含有朱砂、雄黄，不宜与碘化物、溴化物、硫酸亚铁、碳酸氢钠、巴比妥、含苯甲酸钠的药物如咖溴合剂等同服；③本品含雄黄、朱砂，不宜多服、久服；④忌油腻食物；⑤对药物过敏者慎用。

小儿琥珀丸

Xiao'er Hupo Wan

《中华人民共和国卫生部药品标准中药成方制剂第一册》

【药物组成】胆南星、茯苓、甘草、琥珀、木香、山药、天竺黄、枳壳、朱砂、人参。

【功能主治】镇静安神，清热化痰。用于四时感冒，风寒时疫，烦躁不宁，痰喘气急，关窍不利，惊痛不安。

【辨证要点】感冒夹惊，或感受疫疠之邪。症见发热抽搐，烦躁不安，痰喘气急，咳嗽痰多，惊痫不安，舌红苔厚腻，脉数有力。

【剂型规格】丸剂。每丸重 1.5g。

【用法用量】口服。每次 1 丸,每日 2 次。

【临床应用】用于四时感冒,风寒时疫,烦燥不宁,痰喘气急,关窍不利,惊痛不安。

【不良反应】尚未见报道。

【注意事项】①本品含朱砂,朱砂主要成分为硫化汞,可与碘化物、溴化物生成碘化汞或溴化汞,毒性增加;②含朱砂不可长期服用,服药期间定期检查血、尿中汞离子浓度及肝肾功能;③含人参,服药期间不宜吃萝卜,及含藜芦、五灵脂、皂荚等制剂;④反流性食管炎,食管与胃的运动减弱,下食管括约肌松弛,可使胃排空延迟,造成胃潴留,应慎用。

小儿清感灵片
Xiao'er Qingganling Pian
《中华人民共和国卫生部药品标准中药成方制剂第二册》

【药物组成】羌活、荆芥穗、防风、苍术(炒)、白芷、葛根、川芎、地黄、苦杏仁(炒)、黄芩、甘草、牛黄。

【功能主治】发汗解肌,清热透表。用于外感风寒引起的发热怕冷,肌表无汗,头痛口渴,咽痛鼻塞,咳嗽痰多,体倦。

【辨证要点】外感风寒,内有郁热证。症见发热怕冷,肌表无汗,头痛口渴,咽痛鼻塞,咳嗽痰多,体倦,舌淡、苔白,脉浮数或浮滑。

【剂型规格】片剂。每片重 0.23g。

【用法用量】口服。周岁以内一次 1~2 片,1~3 岁一次 2~3 片,3 岁以上一次 3~5 片,一日 2 次。

【临床应用】外感风寒,内有郁热证。如上呼吸道感染,急性支气管炎。

【不良反应】尚未见报道。

【注意事项】①本品含甘草,不宜与海藻、大戟、甘遂、芫花同用;②本品对风热、暑湿感冒不宜使用,单纯痰热证者不宜使用;③本品属辛温解表剂,可用于风寒感冒,但风热感冒或暑湿感冒不宜使用;④服用本品期间应食用清淡和易消化的食品,忌用生冷、辛辣食品及滋补性中药。

小儿百寿丸
Xiao'er Baishou Wan
《中华人民共和国药典》2015 年版一部

【药物组成】钩藤、炒僵蚕、胆南星(酒炙)、天竺黄、桔梗、木香、砂仁、陈皮、麸炒苍术、茯苓、炒山楂、六神曲(麸炒)、炒麦芽、薄荷、滑石、甘草、朱砂、牛黄。

【功能主治】清热散风,消食化滞。用于小儿风热感冒、积滞,症见发热头痛、脘腹胀满、停食停乳、不思饮食、呕吐酸腐、咳嗽痰多、惊风抽搐。

【辨证要点】感冒:风热夹积证。症见发热头痛,脘腹胀满,停食停乳,不思饮食,呕吐酸腐,咳嗽痰多,惊风抽搐。舌苔薄黄,脉浮数或浮滑。

【剂型规格】大蜜丸,每丸重 3g。

【用法用量】口服。一次 1 丸,一日 2 次;周岁以内小儿酌减。

【临床应用】用于小儿上呼吸道感染、小儿胃肠型感冒、厌食、支气管炎、肺炎、高热惊厥等。

【不良反应】尚不明确。

【注意事项】①本品含甘草,不宜与甘遂、大戟、海藻和芫花同用;②本品中含有朱砂,不宜与碘化物、溴化物、硫酸亚铁、碳酸氢钠、巴比妥等同服;③本品含牛黄,不宜与水合氯醛、吗啡、苯巴比妥合用;④本品用于风热感冒,兼夹食滞者,若属风寒或暑湿感冒者不宜应用,风寒感冒表现为浑身酸痛、鼻塞流涕、咳嗽有痰;暑湿感冒表现为头身困重,胸脘痞满,纳呆;⑤本品为表邪化热,热极生风的小儿急惊风所设,若属脾虚肝旺,慢脾风者不宜应用,脾虚肝旺表现为两胁胀痛,食后腹胀,或腹部胀痛,泻后痛减;慢脾风表现为面色白或灰暗,精神萎靡或沉睡,口鼻气冷,额汗涔涔,抚之不温或四肢厥冷,手足震颤或蠕动;⑥服药期间忌食生冷、油腻及辛辣不消化食物。服本药时不宜同时服用滋补性中成药;⑦本品中含有朱砂,不宜加大剂量或长期服用。

小儿金丹片

Xiao'er Jindan Pian

《中华人民共和国药典》2015 年版一部

【**药物组成**】朱砂、橘红、川贝母、胆南星、前胡、玄参、清半夏、大青叶、木通、桔梗、荆芥穗、羌活、西河柳、地黄、枳壳(炒)、赤芍、钩藤、葛根、牛蒡子、天麻、甘草、防风、冰片、水牛角浓缩粉、羚羊角粉、薄荷脑。

【**功能主治**】祛风化痰,清热解毒。用于外感风热,痰火内盛所致的感冒,症见发热、头痛、咳嗽、气喘、咽喉肿痛、呕吐,及高热惊风。

【**辨证要点**】外感风热,痰火内盛证。症见发热,头痛,气喘,咳嗽,痰黄,口渴,咽痛,呕吐,神昏,惊厥。舌苔薄黄,脉浮数或浮滑。

【**剂型规格**】片剂,每片重(1)0.2g;(2)0.3g。

【**用法用量**】口服,片剂,1 岁以上一次 0.6g,一日 3 次,1 岁以下酌情减。

【**临床应用**】用治小儿急性上呼吸道感染、急性咽炎、支气管炎、麻疹、肺炎、猩红热、腮腺炎等。①治疗水痘 67 例,服用小儿金丹片,2~4 天(平均 3 天)后无新疹出现,出疹期 4~6 天(平均 5 天),发热期 1~2 天,无并发症,预后良好[中医杂志,

2009, 50（增刊）: 207］；②小儿金丹片治疗湿疹24例，痊愈14例，显效5例，有效3例，无效2例，总有效率91.6%，愈显率79.1%。对照组21例患者内服盐酸赛庚啶片，两个疗程后，两组比较总有效率：治疗组优于对照组（$P<0.05$），两组比较愈显率：治疗组优于对照组（$P<0.01$）［中医函授通讯，2000, 19（6）: 25］；③治疗婴幼儿感冒；④治疗扁桃体炎；⑤治疗小儿麻疹取得良好疗效。

【不良反应】尚未见报道。

【注意事项】①本品含川贝，不宜与川乌、附子和草乌同用；②本品含玄参、赤芍，不宜与藜芦同用；③本品含甘草，不宜与甘遂、大戟、海藻和芫花同用；④本品含有朱砂，不宜与碘化物、溴化物、硫酸亚铁、碳酸氢钠、巴比妥、含苯甲酸钠的药物如巴氏合剂等同服；⑤本品为风热上攻肺火壅盛急喉痹所设，肺肾阴虚慢喉痹者不宜，肺胃阴虚的临床表现为咳嗽、痰少或干咳无痰，或痰中带血，口燥咽干、腰膝酸软、形体消瘦，骨蒸潮热、颧红、盗汗，或咽痛音哑，或遗精、经少；⑥主治痰热急惊风，若脾虚肝旺慢脾风及阴虚风动者忌用，脾虚肝旺慢风证表现为面色苍白，嗜睡无神，抽搐无力，时作时止，或两手颤动，筋惕肉瞤等；虚风内动证表现为咽干、咽痛、头昏目眩、心烦不眠、耳鸣、健忘、手足心热，或目赤、口舌生疮、舌质嫩红等；⑦含有清热镇静药，小儿脾胃虚弱者慎用，表现为大便稀溏，色淡无臭味，夹有不消化食物残渣，食后易泻，吃多后见腹胀、大便多，平素食欲不振，面色萎黄，神疲倦怠，形体瘦弱；⑧饮食宜清淡，忌食辛辣、油腻之品；⑨本品含有朱砂，不宜久服、过量服用。

小儿感冒口服液（颗粒）

Xiao'er Ganmao Koufuye（Keli）

《中华人民共和国药典》2015 年版一部

【**药物组成**】广藿香、菊花、连翘、大青叶、板蓝根、地黄、地骨皮、白薇、薄荷、石膏。

【**功能主治**】清热解表。用于小儿外感风热所致发热重、微恶风寒、头痛、有汗或少汗、咽红肿痛、口渴、舌尖红、苔薄黄而干，脉浮数。

【**辨证要点**】感冒风热表证。症见发热重，微恶风寒，头痛，有汗或少汗，咽红肿痛，口渴，咳嗽痰黏。舌尖红，苔薄黄而干，脉浮数。

【**剂型规格**】口服液，每支 10ml。颗粒剂，每袋重 12g。

【**用法用量**】口服液：口服。一岁以下一次 5ml，1~3 岁一次 5~10ml，4~7 岁一次 10~15ml，8~12 岁一次 20ml，一日 2 次。摇匀服用；颗粒剂：口服。一次 1 岁以下 6g，1~3 岁 6~12g，4~7 岁 12~18g，8~12 岁 24g，一日 2 次。

【**临床应用**】主要用于小儿感冒，流感，急性扁桃体炎，急性咽炎等。

【**不良反应**】尚未见报道。

【**注意事项**】①方中主药石膏能兴奋心肌而加快心率，增强心脏对强心苷类药物的敏感性而增加对心脏的毒性，不宜与强心苷类药物同用［中国执业师，2007（3）：19］；②风寒感冒及体虚而无实火者忌服，风寒感冒表现为恶寒发热、无汗、浑身酸痛、鼻流清涕；③感冒初起，怕冷无汗，低热，大便稀且次数多者慎用；④服药期间忌食生冷油腻食物。

小儿感冒宁糖浆

Xiao'er Ganmaoning Tangjiang

《中华人民共和国药典》2015 年版一部

【药物组成】薄荷、荆芥穗、苦杏仁、牛蒡子、黄芩、桔梗、前胡、白芷、炒栀子、焦山楂、六神曲（焦）、焦麦芽、芦根、金银花、连翘。

【功能主治】疏散风热，清热止咳。用于小儿外感风热所致的感冒，症见发热、汗出不爽、鼻塞流涕、咳嗽咽痛。

【辨证要点】感冒风热表证。症见发热，汗出不爽，鼻塞流涕，咳嗽咽痛，舌苔薄黄，脉浮数，或浮滑。

【剂型规格】糖浆剂，（1）每瓶装 100ml；（2）每瓶装 120ml。

【用法用量】口服。初生儿至一岁，一次 5ml；2~3 岁，一次 5~10ml；4~6 岁，一次 10~15ml；7~12 岁，一次 15~20ml；一日 3~4 次，或遵医嘱。

【临床应用】用于小儿上呼吸道感染等。①治疗上呼吸道感染 78 例，显效 30 例，有效 41 例，无效 7 例，总有效率 91.03%［妇幼保健，2012，11（9）：261］；②治疗小儿上呼吸道感染，治疗前叮嘱家长听从医嘱，不擅自用药，鼓励患儿每天多喝开水，忌食生冷、辛辣、油腻等食物，避免与感冒患者接触，痊愈 4 例，无效 1 例［临床与药学，2014，8（10）：173-174］；③选取 120 例上呼吸道感染儿童，按就诊顺序随机分为治疗组和对照组，治疗组 60 例中，男 29 例，女 31 例，治疗组采用小儿感冒宁糖浆，对照组头孢克洛颗粒，治疗 3 天后，两组疗效比较治疗组明显优于对照，两组治愈率分别为 60.34%，40.68%［海峡药学，2010，22（7）：183-184］。

【不良反应】小儿感冒宁糖浆治疗小儿上呼吸道感染（风热型），3 例小年龄患儿口服后出现呕吐［海峡药学，2010，

22（7）：183-184 ］。

【注意事项】①本品适用于风热感冒，若发热恶寒无汗、流清涕等风寒感冒者慎用；②脾胃虚弱、大便稀薄者慎用；③服药期间忌食生冷、辛辣、油腻、不消化食物，避免同时服用滋补性中成药。

小儿解表颗粒（口服液）
Xiao'er Jiebiao Keli（koufuye）
《中华人民共和国药典》2015 年版一部

【药物组成】金银花、连翘、炒牛蒡子、蒲公英、黄芩、防风、紫苏叶、荆芥穗、葛根、人工牛黄。

【功能主治】宣肺解表，清热解毒。用于小儿外感风热所致的感冒，症见发热恶风、头痛咳嗽、鼻塞流涕、咽喉痛痒。

【辩证要点】感冒风热表证。症见恶寒发热，头痛，咳嗽，鼻塞流涕，咽喉痛痒。舌红，苔薄黄，脉浮数。

【剂型规格】颗粒剂，每袋装 8g；口服液，每支 10ml。

【用法用量】颗粒剂：开水冲服，1~2 岁一次 4g，一日 2次；3~5 岁一次 4g，一日 3次；6~14 岁一次 8g，一日 2~3 次。口服液：口服，1~2 岁一次 5ml，一日 2次；3~5 岁一次 5ml，一日 3次，6~14 岁一次 10ml，一日 2~3 次。

【临床应用】用于感冒初起，轻度上呼吸道感染等病症。①治疗小儿急性上呼吸道感染 60 例，按照治疗方法的不同将这 60 例患儿分为抗生素组和小儿解表颗粒组进行治疗，每组各有 30 例患儿，经过治疗，小儿解表颗粒组患儿治疗的总有效率明显高于抗生素组患儿，二者相比差异具有统计学意义（$P<0.05$）。小儿解表颗粒组患儿的症状评分均明显低于抗生素组患儿，二者相比差异具有统计学意义（$P<0.05$）［当代医药论丛，2016，14（15）：84-85 ］。②治疗小儿外感发热 60 例，入选

病例均排除化脓性扁桃腺炎、支气管炎、毛细支气管炎、肺炎,同时不伴有重度营养不良及心血管系统、泌尿系统、造血系统等严重全身疾病。结果治愈38例,显效15例,有效4例,无效3例,总有效率95%［福建中医药,2004,35(4):38］。

【不良反应】尚未见报道。

【注意事项】①本品适用于风热感冒,风寒感冒者慎用,表现为发热轻,恶寒重,浑身酸痛、鼻塞流清涕、咳嗽有稀痰;②服药期间忌食生冷、辛辣、荤腥、油腻的食品,避免服用滋补性中成药;③脾胃虚寒症见腹痛、喜暖、大便溏薄者慎用。

小儿宝泰康颗粒

Xiao'er Baotaikang Keli

《中华人民共和国药典》2015年版一部

【药物组成】连翘、地黄、滇柴胡、玄参、桑叶、浙贝母、蒲公英、南板蓝根、滇紫草、桔梗、莱菔子、甘草。

【功能主治】解表清热,止咳化痰。用于小儿风热外感,症见发热、流涕、咳嗽、脉浮。

【辨证要点】风热表证。症见发热畏冷、肢凉、流涕、咳嗽、痰黄,咽不红,舌红苔黄,脉浮。

【剂型规格】颗粒剂,每袋装(1)2.6g;(2)4g;(3)8g。

【用法用量】温开水冲服。周岁以内一次2.6g,1~3岁一次4g,3~12岁一次8g,一日3次。

【临床应用】用于感冒。①治疗风热感冒83例,随机分为试验组61例和对照组22例。结果试验组总有效率为95.1%,对照组总有效率为95.5%,两组疗效经统计学处理,无统计学意义($P>0.05$),试验组与对照组总疗效无差异［云南中医中药杂志,2008,29(12):35］;②治疗小儿上呼吸道感染96例,随机分为宝泰康组和常用药组,两组各48例,宝泰康组小儿患者给予口服小儿宝泰康颗粒,常用药物组给予口服小儿感冒颗粒,结果治疗 3 日后,小儿宝泰康颗粒组治愈率为 95.83%,优于小儿感冒颗粒组 91.67%。从而证明小儿宝泰康颗粒疗效确切,P<0.05,具有统计学意义［吉林医学,2015,36（1）:92-93］;③治疗急性上呼吸道感染,随机选取就诊的急性上呼吸道感染小儿患者 96 例作为研究对象。随机分为小儿宝泰康组和小儿感冒颗粒组,两组各 48 例,两组患者在经过 3 日的治疗后,宝泰康组痊愈率为 33.33%,显效率为 45.83%,好转率为 16.67%,无效率为 4.17%,常用药物组痊愈率为 25.00%,显效率为 37.50%,好转率为 29.17%,无效率为 8.33%,小儿宝泰康组治疗效果优于常用药物组［吉林医学,2015,36（1）:92-93］。

【不良反应】有报道服用小儿宝泰康颗粒后出现过敏 1 例［中国民族民间医药杂志,2006,（5）:307］。

【注意事项】①本品含玄参,不宜与藜芦同用;②本品含浙贝母,不宜与川乌、附子和草乌同用;③本品含甘草,不宜与甘遂、大戟、海藻和芫花同用;④服药期间忌食辛辣、生冷、油腻食物;⑤风寒感冒者不适用,脾虚易腹泻者慎服,风寒感冒表现为浑身酸痛、鼻塞流涕、咳嗽有痰。

小儿感冒茶

Xiao'er Ganmaocha

《中华人民共和国药典》2015 年版一部

【药物组成】广藿香、菊花、连翘、大青叶、板蓝根、地黄、地骨皮、白薇、薄荷、石膏。

【功能主治】疏风解表,清热解毒。用于小儿风热感冒,症见发热、头胀痛、咳嗽痰黏、咽喉肿痛;流感见上述证候者。

【辨证要点】风热表证。症见发热、咳嗽、咳痰、鼻塞流涕、咽喉红肿疼痛。舌苔薄黄,脉浮数或浮滑。

【剂型规格】每块重 6g。

【用法用量】开水冲服。一岁以内一次 6g，1~3 岁 6~12g，4~7 岁 12~18g，8~12 岁 24g，1 日 2 次。

【临床应用】用于小儿感冒、流行性感冒，上呼吸道感染、急性咽喉炎、急性扁桃体炎等。

【不良反应】尚未见报道。

【注意事项】①风寒感冒及体虚无实火者忌用，里热炽盛者不宜服用；②本品含石膏，脾胃虚寒、大便稀溏者慎用；③不宜在服药期间同时服用滋补性中药。

小儿解感颗粒
Xiao'er Jiegan Keli

【药物组成】大青叶、柴胡、黄芩、荆芥、桔梗、甘草。

【功能主治】清热解表，消炎止咳。用于感冒发热，头痛鼻塞，咳嗽喷嚏，咽喉肿痛。

【辨证要点】风热表证。症见发热，打喷嚏，鼻塞，咽喉肿痛，舌苔薄黄，脉浮数或浮滑。

【剂型规格】颗粒剂。每袋 2g。

【用法用量】开水冲服。1~3 岁小儿，一次 1g，4~8 岁，一次 2g，9~14 岁，一次 3g，一日 3 次。

【临床应用】用于治疗急性上呼吸道感染。①治疗急性上呼吸道感染 70 例，观察组服用小儿解感颗粒，对照组口服依托红霉素颗粒。结果显示，观察组显效 47 例（67.14%），有效 18 例（25.72%），无效 5 例（7.14%），对照组显效 14 例（28.0%），有效 20 例（40.0%），无效 16 例（32.0%），观察组在显效率、总有效率、退热及平均症状消失、扁桃体充血消退时间上均明显优于对照组，差异均有统计学意义［中国煤炭工业医学杂志，2011，14（3）：332］；②治疗上呼吸道感染 140 例，随机分为两组,各组70例,两组患儿采用常规抗病毒治疗,同时进行止咳等对症治疗,使用抗生素抗细菌感染,治疗组在常规治疗的基础上,服用小儿解感颗粒,治疗后发现,治疗组总有效率为97.1%,对照组总有效率为88.4%,两组疗效比较,差异有统计学意义[实用心脑肺血管病杂志,2013,21(7):137-138];③治疗普通型手足口病216例,治疗组与对照组分别为124例和92例,两组利巴韦林注射液常规治疗方法相同,包括利巴韦林注射液、维生素C、维生素B_6,补液,支持及对症治疗,治疗组另用小儿解感颗粒,结果治疗组发热日数、皮疹消失日数、口腔溃烂日数和住院日数均较对照组短[中外健康文摘,2012,9(33):144-145]。

【不良反应】尚未见报道。

【注意事项】①本品含甘草,不宜与海藻、大戟、甘遂、芫花同用;②服药期间忌食生冷、辛辣、荤腥、油腻的食品。

小儿清热解毒口服液
Xiao'er Qingre Jiedu Koufuye

【药物组成】生石膏、知母、甜地丁、金银花、麦冬、黄芩、玄参、连翘、龙胆草、生地黄、栀子、板蓝根。

【功能主治】疏风解表、清热散瘟、解毒利咽、生津止渴。主治外感时邪,内有蕴热所致的身热汗出,头痛身痛,心烦口渴,微恶寒或反恶热,舌红,苔黄,脉数或洪大等。

【辨证要点】外感风热湿邪证。症见身热汗出,头痛身痛,心烦口渴,微恶寒或反恶热,舌红,苔黄,脉数或洪大等。

【剂型规格】口服液,每支装10ml或每瓶装60ml。

【用法用量】口服,一日3次,1~3岁每次5ml,4~10岁每次5~10ml,10岁以上每次10~20ml。

【临床应用】主要用于治疗流感、急性咽炎、急性扁桃体炎等上呼吸道感染和各种发热疾患。①治疗发热性疾病253例，发热均在38℃以上，最高达40.5℃。其中治疗流行感冒109例，痊愈87例，好转22例；治疗流行性脑脊髓膜炎43例，痊愈23例，好转12例，无效8例；治疗流行性乙型脑炎10例，痊愈4例，好转3例，无效3例；治疗肺炎19例，痊愈12例，好转7例；治疗扁桃体炎47例，痊愈27例，好转17例，无效3例；治疗其他发热25例，痊愈14例，好转3例，无效8例。总有效率为91.3%。本品口服治疗结膜炎12例，痊愈9例，好转3例；治疗外伤感染35例，痊愈19例，好转8例，无效8例；②治疗上呼吸道感染；③灌肠治疗小儿高热；④治疗小儿手足口病58例，经治疗48小时，体温降至正常，瘢疹开始消退，5日内疤疹退净，58例中显效36例（62.1%），有效19例（32.7%），无效3例（5.2%），总有效率94.8%［中国中西医结合杂志，2004，24（2）：164］。

【不良反应】小儿清热解毒口服液，使患儿躯干至后背及四肢出现小片红疹［中华医院学杂志，2003，2（8）：77-78］。

【注意事项】①方中主药石膏能兴奋心肌而加快心率，增强心脏对强心苷类药物的敏感性而增加对心脏的毒性，故不宜同时使用［中国执业师，2007（3）：19］；②含玄参，不宜与藜芦同用；③阳虚便溏者不宜使用，表现为畏寒怕冷，四肢不温，胃中的食物无法消化而直接从肠道排出；④服药期间忌食生冷、辛辣、荤腥、油腻的食品。

小儿百乐片

Xiao'er Baile Pian

《中华人民共和国卫生部药品标准中药成方制剂第六册》

【药物组成】麦冬、钩藤、僵蚕、金银花、天花粉、玄参、大黄、连翘、川贝母、桔梗、橘红、陈皮、薄荷脑、荆芥油、天竺黄、甘草、牛蒡子、六神曲（焦）、麦芽（焦）、山楂（焦）、柴胡、水牛角浓缩粉、雄黄、朱砂、冰片、羚羊角、人工牛黄。

【功能主治】清热散风，健胃消食。用于感冒伤风，发热头痛，咽喉肿痛，急热惊风，停食停乳，消化不良。

【辨证要点】风热感冒兼食积证。症见恶风，发热头痛，咽喉红肿疼痛，咳嗽，呕吐，伴纳差，热急惊风，舌红苔黄厚腻，脉浮数。

【剂型规格】片剂，每盒 24 片。

【用法用量】口服。一次 2~4 片，一日 2 次，周岁以内酌减。

【临床应用】用于治疗伤风，小儿消化不良，小儿感冒。

【不良反应】尚未见报道。

【注意事项】①本品含甘草，不宜与海藻、芫花、甘遂、大戟同用；②含天花粉，不宜与川乌、草乌、附子同用；③发热腹泻者忌用；④服药期间忌食生冷、辛辣、荤腥、油腻的食品。

小儿清毒糖浆

Xiao'er Qingdu Tangjiang

《国家中成药标准汇编口腔肿瘤儿科分册》

【药物组成】石膏、金银花、玄参、地黄、栀子、连翘、苦地丁、黄芩、龙胆、板蓝根、知母、麦冬。

【功能主治】清热解毒。用于儿童发热感冒。

【辨证要点】风热感冒证。症见发热畏冷、肢凉、流清涕，咽不红者，舌红，苔黄，脉浮数等。

【剂型规格】糖浆剂。每瓶装 10ml；每瓶装 100ml。

【用法用量】口服。一岁以下，一次 5ml；1~2 岁，一次 10ml；3~6 岁，一次 15ml；7~10 岁，一次 20ml；一日 3 次。

【临床应用】主要用于治疗流感，肺炎，上呼吸道感染和各种发热疾患。

【不良反应】尚未见报道。

【注意事项】①本品含玄参,不宜与藜芦同用;②风寒感冒者不适用,表现为发热畏冷、肢凉、流清涕、咽不红者;③石膏的主要成分为硫酸钙,也含微量铁、镁等,与四环素族及异烟肼同时服用时,可产生络合物,影响后者吸收;④脾虚易腹泻者慎服;⑤对本品过敏者禁用,过敏体质者慎用;⑥服药期间忌食生冷、辛辣、荤腥、油腻的食品。

金衣至宝锭
Jinyi Zhibao Ding
《中华人民共和国卫生部药品标准中药成方制剂第十二册》

【药物组成】紫苏叶、广藿香、薄荷、羌活、陈皮、白附子(制)、胆南星、白芥子(炒)、川贝母、槟榔、山楂(炒)、茯苓、六神曲(炒)、麦芽(炒)、琥珀、冰片、天麻、钩藤、僵蚕(炒)、蝉蜕、全蝎、牛黄、雄黄、滑石、朱砂。

【功能主治】散风清热,化痰消食。由外感风寒、停乳伤食引起的发热咳嗽、呕吐泄泻等症。

【辨证要点】外感风寒,内热食滞证。症见发热,流涕,咳嗽痰多,烦躁口渴,呕吐便泻,痰涎壅盛,睡卧不安,舌红,苔黄,脉浮数。

【剂型规格】蜜丸,每丸重1.5g。

【用法用量】口服,一次1丸,一日2~3次,周岁以内小儿酌减。

【临床应用】用于小儿感冒风寒,发热恶寒,鼻塞咳嗽,又可消食导滞,用于停食停乳,呕吐泄泻及小儿发热惊惕抽搐。至宝锭治疗小儿伤食型腹泻154例,每次1丸,饭后半小时温开水化服,1日3次,3日1个疗程,共2个疗程,1周后随访,随访3个月,显效76例,占49.35%,有效26例,占16.88%,无效52

例,占 33.77%。总有效率为 66.23%［河北中医药学报,2005,20(3):26-28］。

【不良反应】尚未见报道。

【注意事项】①本品含有朱砂、雄黄,不可与胃蛋白酶、胰酶、多酶、淀粉酶等酶制剂及碘化物、溴化物、硫酸铁、碳酸氢钠、巴比妥、硝酸盐、硫酸盐、亚铁盐、亚硝酸盐等西药联用;②忌食生冷、油腻之物;③脾胃虚寒,症见腹痛、喜暖、泄泻者忌用;④本品含朱砂、雄黄、全蝎、白附子等有毒药物,故不可久用多服,以免中毒。

宝咳宁颗粒

Baokening Keli

《中华人民共和国药典》2015 年版一部

【药物组成】紫苏叶、桑叶、前胡、浙贝母、麻黄、桔梗、制天南星、陈皮、炒苦杏仁、黄芩、青黛、天花粉、麸炒枳壳、炒山楂、甘草、人工牛黄。

【功能主治】清热解表,止嗽化痰。用于小儿外感风寒、内热停食引起的头痛身热,咳嗽痰盛,气促作喘,咽喉肿痛,烦躁不安。

【辨证要点】①感冒风寒袭表,寒邪入里化热,邪热蕴肺者,症见身热,头痛,咳嗽。咽喉肿痛,腹胀厌食,烦躁不安,舌淡红或红,苔薄白或薄黄,脉浮数;②咳嗽痰热蕴肺证,症见发热,咳嗽,痰盛气粗作喘,咳痰黄稠,烦躁不安,舌红苔黄,脉弦数。

【剂型规格】颗粒剂,每袋装 5g。

【用法用量】开水冲服。一次 2.5g,一日 2 次,周岁以内小儿酌减。

【临床应用】用于治疗上呼吸道感染、支气管炎、肺炎等。①治疗上呼吸道感染有较好疗效［中国社区医师,2010(4):

12],②治疗小儿急性支气管炎 60 例,痊愈 31 例(51.67%),显效 17 例(28.33%),有效 8 例(13.33%),无效 4 例(6.67%),总有效 56 例(93.33%)[传统医药,2011,20(12):77–78],③治疗小儿咳嗽 100 例,其中上呼吸道感染 40 例,痊愈 15 例,显效 18 例,有效 4 例,无效 3 例;急性支气管炎 30 例,痊愈 12 例,显效 12 例,有效 4 例,无效 2 例;喘息性支气管炎 30 例,痊愈 7 例,显效 12 例,有效 9 例,无效 2 例,急性支气管炎、喘息性支气管炎均有较好疗效[华西药学杂志,2000,15(2):141],④治疗婴儿早期喉痰鸣 286 例,显效 24 例,有效 90 例,基本有效 109 例,无效 63 例,总有效率 77.9%[光明中医,2015,30(10)]。

【不良反应】有文献报道,个别小儿服用后大便次数增多,出现稀水样便[光明中医,2015,30(10):2144–2146]。

【注意事项】①本品含浙贝母、天花粉,不宜与川乌、草乌类药同用;②本品含有苦杏仁,不宜长期过量服用;③本品用于外感风寒,肺热内蕴所致的感冒咳嗽,若暑邪感冒、肺虚久咳或阴虚燥咳者不宜使用;④服药期间忌食生冷、油腻、辛辣食品;⑤本品含甘草,不宜与海藻、大戟、芫花、甘遂同用。

第二章

高 热 类 药

本类药物用于高热病症。高热系因体温骤然升高的病症，不恶寒反恶热的病症。其临床症状为身大热、口大渴、汗大出，脉洪大，烦躁不安等。引起高热症状的病因较多，多由火邪所致，火热之邪侵袭人体表现为一派热象。外感风热时毒、火热炽盛者常兼有烦躁狂乱、头面红肿、口鼻生疮、咽喉肿痛不利、疮疡疔毒、苔黄、脉数等症状，临床多见于上呼吸道感染，急性咽炎、急性扁桃体炎等病症。实热痰火所致者，热入营血者，身热、神昏谵语、癫狂抽搐、舌绛或牙关紧闭，多见于流行性乙型脑炎、流行性脑脊髓膜炎、中毒性痢疾、败血症及脑血管意外等闭证。引发高热的原因众多，因此治疗时结合具体的病因病机选择适合的配方药物。

本类药物主要有小儿热速清口服液、小儿感冒退热糖浆、儿感退热宁口服液、小儿柴桂退热口服液（颗粒）、小儿风热清口服液、小儿柴芩清解颗粒等。

儿感退热宁口服液

Ergan Tuirening Koufuye

《中华人民共和国药典》2015 年版一部

【药物组成】青蒿、板蓝根、菊花、苦杏仁、桔梗、连翘、薄荷、甘草。

【功能主治】解表清热，化痰止咳，解毒利咽。用于小儿外感风热,内郁化火,发热头痛,咳嗽,咽喉肿痛。

【辨证要点】感冒:风热表证。症见高热头痛,咽喉肿痛,咳嗽,脉浮数。

【剂型规格】口服液,每支装 10ml。

【用法用量】口服。10 岁以上儿童一次 10~15ml,5~10 岁儿童一次 6~10ml,3~5 岁儿童一次 4~6ml,一日 3 次,或遵医嘱。

【临床应用】用于治疗儿童急性上呼吸道感染。治疗儿童急性上呼吸道感染 236 例,治疗组 118 例,总有效率 91.53%;对照组 118 例,总有效率 81.36%,3 日内退热稳定并不回升,且在退热时间、咳嗽、气急、咽部充血、肺部体征等主要症状、体征的改善上治疗组明显优于对照组($P<0.01$)[四川医学,2006,27(10):1085]。

【不良反应】同第 2 页"儿感退热宁口服液"。

【注意事项】同第 2 页"儿感退热宁口服液"。

儿童感热清丸
Ertong Ganreqing Wan
《国家中成药标准汇编口腔肿瘤儿科分册》

【药物组成】人工牛黄、羚羊角、人工麝香、牛胆粉、人参、黄连、丁香、甘草、百草霜。

【功能主治】清心泻火,开窍宁神。用于外感高热,烦急不安。

【辨证要点】感冒:外感发热证。症见高热,神昏谵语,舌红苔黄,脉数。

【剂型规格】丸剂,每 40 丸重 0.2g。

【用法用量】口服。12~15 岁,一次 20 粒,一日 3 次;12 岁以下小儿酌减,或遵医嘱。

【临床应用】用于婴幼儿支原体肺炎。治疗支原体肺炎患儿68例,随机分为治疗组34例和对照组34例,对照组予阿奇霉素、保护心肌药物等综合治疗,治疗组在对照组治疗基础上加用儿童感热清丸,并对2组支原体转阴、心肌酶恢复等进行比较。结果治疗组总有效率为94%,对照组总有效率74%,治疗组疗效显著优于对照组(P<0.05)[现代中西医结合杂志,2010, 19(35): 4562]。

【不良反应】尚未见报道。

【注意事项】①本品含人参,不宜与藜芦同用;②含丁香,不宜与郁金同用;③含甘草,不宜与海藻、大戟、芫花、甘遂同用;④对本品过敏者忌用,过敏体质者慎用。

小儿热速清口服液
Xiao'er Resuqing Koufuye
《中华人民共和国药典》2015年版一部

【药物组成】柴胡、黄芩、板蓝根、葛根、金银花、水牛角、连翘、大黄。

【功能主治】清热解毒,泻火利咽。用于小儿外感风热所致的感冒,症见高热、头痛、咽喉肿痛、鼻塞流涕、咳嗽、大便干结。

【辨证要点】感冒:风热表证。症见高热,头痛,咽喉肿痛,鼻塞流涕,咳嗽,大便干结,舌苔薄黄,脉浮数或浮滑。

【剂型规格】口服液,每支10ml。

【用法用量】口服。周岁以内一次2.5~5ml,1~3岁一次5~10ml,3~7岁一次10~15ml,7~12岁一次15~20ml,一日3~4次。

【临床应用】用于小儿上呼吸道感染、外感高热。

【不良反应】①曾有报道服药后出现1例皮疹[浙江中西医结合杂志,2002, 12(17): 437],②另有报道服用致皮疹1例,其表现为服药1日后,胸、背、腹部及四肢近端出现大片针尖大小皮疹,呈淡红色、奇痒[药物流行病学杂志,2001,10(1):49]。

【注意事项】①本品用于风热感冒,风寒感冒或脾虚、大便稀薄者慎用;②服药期间忌食生冷、油腻、辛辣食品。

小儿感冒退热糖浆

Xiao'er Ganmaotuire Tangjiang

《国家中成药标准汇编口腔肿瘤儿科分册》

【药物组成】板蓝根、大青叶、连翘、桑枝、荆芥、防风、紫苏叶。

【功能主治】清热解毒,疏风解表。用于伤风感冒,畏冷发热,咽喉肿痛,头痛咳嗽。

【辨证要点】感冒:风热表证。症见发热恶风,鼻塞流涕,咽喉肿痛,咳嗽气喘,脉浮数。

【剂型规格】糖浆剂,(1)每瓶装 10ml;(2)每瓶装 100ml。

【用法用量】口服,2 个月至 1 岁一次 4ml,2~5 岁一次 6ml,6~8 岁一次 8ml,9~10 岁一次 10ml,一日 3~4 次。

【临床应用】用于小儿上呼吸道感染,手足口病。①90 例小儿上呼吸道感染患儿随机分为治疗组 45 例、对照组 45 例。两组均给予利巴韦林 10~15mg/(kg·d),po,tid;合并细菌感染者加用抗生素口服;体温 >38.5℃时给予布洛芬口服及兵兵贴敷额等对症处理。对照组在上述治疗的基础上加用小儿感冒退热糖浆口服,疗程为 3~5 日,疗程结束后比较两组的疗效及不良反应。结果:治疗组在疗效上优于对照组($P<0.05$);治疗组的发热消退时间,鼻塞、咳嗽好转时间短于对照组,差异有统计学意义($P<0.05$)[中医临床研究,2014,6(34):55-56];②80例小儿普通型手足口病患儿随机分为治疗组 40 例、对照组 40 例。两组均给予利巴韦林 10~15mg/(kg·d),po,tid;重组人干

扰素凝胶 2b 外用；口腔炎喷剂喷口腔 1 喷，tid；体温 >38.5℃时给予布洛芬口服及物理降温对症处理。对照组在上述治疗的基础上加用小儿感冒退热糖浆口服，疗程 5~7 日，疗程结束后比较两组的疗效及不良反应。结果治疗组在疗效上优于对照组（ *P*<0.05 ）；治疗组的发热消退时间、口腔疱疹消退时间、咽痛消失时间均短于对照组的，差异有统计学意义（ *P*<0.05 ），皮疹消退时间差异无统计学意义（ *P*>0.05 ）〔 中国卫生产业，2014（ 31 ）：189 〕。

【不良反应】尚未见报道。

【注意事项】①风寒感冒者不适用，表现为发热畏冷、肢凉、流清涕、咽不红者；②服药期间忌食生冷、油腻、辛辣食品；③脾虚易腹泻者慎服；④对本品过敏者禁用，过敏体质者慎用。

小儿退热颗粒

Xiao'er Tuire Keli

《中华人民共和国药典》2015 年版一部

【药物组成】大青叶、板蓝根、金银花、连翘、栀子、牡丹皮、黄芩、淡竹叶、地龙、重楼、柴胡、白薇。

【功能主治】疏风解表，解毒利咽。用于小儿外感风热所致的感冒，症见发热恶风、头痛目赤、咽喉肿痛；上呼吸道感染见上述证候者。

【辨证要点】感冒：风热表证。症见风热恶风，头痛目赤，咽喉肿痛，鼻塞流涕，咳嗽，舌苔薄黄，脉浮数或浮滑。

【剂型规格】颗粒剂，(1) 每袋装 5g；(2) 每袋装 15g。

【用法用量】开水冲服。5 岁以下小儿一次 5g，5~10 岁一次 10~15g，一日 3 次；或遵医嘱。

【临床应用】用于风热感冒、上呼吸道感染。

【不良反应】尚未见报道。

【注意事项】①本品用于风热感冒,风寒感冒者慎用,表现为发热轻、恶寒重、浑身酸痛、鼻塞流清涕、咳嗽有稀痰;②服药期间饮食以流质、半流质为主,宜清淡,忌食生冷、辛辣、油腻食品。

小儿退热口服液
Xiao'er Tuire Koufuye
《中华人民共和国药典》2015 年版一部

【药物组成】大青叶、板蓝根、金银花、连翘、栀子、牡丹皮、黄芩、淡竹叶、地龙、重楼、柴胡、白薇。

【功能主治】疏风解表,解毒利咽。用于小儿外感风热所致的感冒,症见发热恶风、头痛目赤、咽喉肿痛;上呼吸道感染见上述证候者。

【辨证要点】感冒:风热表证。症见风热恶风,头痛目赤,咽喉肿痛,鼻塞流涕,咳嗽,舌苔薄黄,脉浮数或浮滑。

【剂型规格】口服液,(1)每支装 10ml;(2)每瓶装 100ml。

【用法用量】口服。5 岁以下一次 10ml,5~10 岁一次 20~30ml,一日 3 次;或遵医嘱。

【临床应用】用于感冒。治疗上感发热患儿 74 例,随机分为 2 组,治疗组 44 例用小儿退热口服液,对照组 30 例静脉滴注青霉素、病毒唑(高热时用 25% 安乃近溶液滴鼻或口服阿司匹林泡腾片)。治疗组 24 小时内体温降至正常(不再回升)者为 93.18%,总有效率为 97.73%;对照组 24 小时内体温降至正常(不再回升)者为 40%,总有效率为 93.33%;24 小时内退热效果治疗组明显优于对照组($P<0.01$),但总有效率无明显差异($P>0.05$)[南京中医药大学学报,2003,19(5):144]。

【不良反应】尚未见报道。

【注意事项】①本品用于风热感冒,风寒感冒者慎用,表现为发热轻、恶寒重、浑身酸痛、鼻塞流清涕、咳嗽有稀痰；②服药期间饮食以流质、半流质为主,宜清淡,忌食生冷、辛辣、油腻食品；③婴儿及糖尿病患儿遵医嘱；④脾虚易腹泻者慎服；⑤对本品过敏者禁用,过敏体质者慎用。

小儿柴桂退热口服液(颗粒)

Xiao'er Chaigui Tuire Koufuye

《中华人民共和国药典》2015 年版一部

【药物组成】柴胡、桂枝、葛根、浮萍、黄芩、白芍、蝉蜕。

【功能主治】发汗解表,清里退热。用于外感发热,症见发热、头身痛、流涕、口渴、咽红、溲黄、便干等。

【辨证要点】感冒:表里俱热证。症见发热,微恶风寒,头身疼痛,心烦气喘,口渴,便秘,尿黄,舌红苔薄黄,脉浮数。

【剂型规格】口服液,每支装 10ml。颗粒剂,(1)每袋装 4g,(2)每袋装 5g。

【用法用量】口服。口服液:一岁以内,一次 5ml；1~3 岁,一次 10ml；4~6 岁,一次 15ml；7~14 岁,一次 20ml。一日 4 次,3 天为一个疗程。颗粒剂:开水冲服,周岁以内一次 0.5 袋；1~3 岁一次 1 袋,4~6 岁一次 1.5 袋,7~14 岁一次两袋,一日 4 次,3 天为一个疗程。

【临床应用】用于上呼吸道感染。治疗上呼吸道感染 50 例,结果治疗显效 44 例,有效 3 例,无效 3 例,总有效率 95%[中国社区医师,2011,13(15):187]。

【不良反应】尚未见报道。

【注意事项】①本品含白芍,不宜与藜芦同用；②对本品过敏者忌用,过敏体质者慎用。

小儿柴芩清解颗粒

Xiao'er Chaiqin Qingjie Keli

《国家中成药标准汇编口腔肿瘤儿科分册》

【**药物组成**】柴胡、黄芩、金银花、大青叶、蝉蜕、钩藤、僵蚕、荆芥、甘草、薄荷。

【**功能主治**】清热解毒。用于小儿外感发热,咽红肿痛,头痛咳嗽等症。

【**辨证要点**】感冒:风热表证。症见发热恶风,鼻塞流涕,咽喉肿痛,咳嗽气喘,脉浮数。

【**剂型规格**】颗粒剂,每袋装 5g。

【**用法用量**】口服。2 岁以下一次 2.5g;2~6 岁,一次 5g;7~12 岁,一次 10g,一日 3 次;或遵医嘱。

【**临床应用**】用于小儿外感发热,咽红肿痛,头痛咳嗽。

【**不良反应**】尚不明确。

【**注意事项**】①糖尿病患儿禁服;②忌食辛辣、生冷、油腻食物;③风寒感冒者不适用,表现为发热畏冷、肢凉、流清涕、咽不红者;④本品适用于儿童风热感冒轻证,若见高热者应及时去医院就诊;⑤脾虚易腹泻者慎服;⑥服药 3 天症状无缓解,应去医院就诊;⑦对本品过敏者禁用,过敏体质者慎用;⑧本品含甘草,不宜与海藻、大戟、芫花、甘遂同用。

小儿风热清口服液

Xiao'er Fengreqing Koufuye

《新药转正标准第 20 册》

【**药物组成**】金银花、连翘、板蓝根、薄荷、柴胡、牛蒡子、荆芥穗、石膏、黄芩、栀子、桔梗、赤芍、芦根、苦杏仁、淡竹叶、枳壳、六神曲、僵蚕、防风、甘草。

【功能主治】辛凉解表，清热解毒，止咳利咽。用于小儿风热感冒，发热，咳嗽，咳痰，鼻塞流涕，咽喉红肿疼痛。

【辨证要点】感冒：风热表证。症见发热、咳嗽、咳痰、鼻塞流涕、咽喉红肿疼痛。舌苔薄黄，脉浮数或浮滑。

【剂型规格】口服液，每支装 10ml。

【用法用量】口服。3 岁以下，一次 10~20ml，一日 4 次；3~6 岁，一次 20~40ml，一日 4 次；6~14 岁，一次 30~60ml，一日 4 次。用时摇匀，或遵医嘱。

【临床应用】用于手足口病。治疗手足口病患儿 63 例，随机分为治疗组 30 例和对照组 33 例。两组均接受常规补液及对症治疗。治疗组加用小儿风热清口服液，每次 10ml，qid；对照组加用抗病毒口服液，每次 10ml，tid，疗程均为 3~7 日。观察患儿退热时间、皮疹消失时间及药物不良反应。结果治疗组平均退热时间及皮疹消失时间均短于对照组，差异有统计学意义（$P<0.01$）。治疗组显效率及总有效率均高于对照组，且差异有统计学意义（$P<0.05$）。两组不良反应发生率分别为 6.67%和 6.06%，差异无统计学意义（$P>0.05$）[医药导报，2011，30（8）：1037]。

【不良反应】尚不明确。

【注意事项】①忌食辛辣生冷油腻食物；②风寒感冒者不适用，表现为恶寒发热，无汗、咽痒咳嗽，咽不红肿；③脾胃虚弱，大便稀溏者慎用；④用药 3 天症状无改善或加重者，应及时就医；⑤对本品过敏者禁用，过敏体质者慎用；⑥含苦杏仁，不宜与麻醉、镇静止咳药如硫喷妥钠、可待因同用，否则会加重呼吸中枢抑制作用；⑦本品含赤芍，不宜与藜芦同用；含甘草，不宜与海藻、大戟、芫花、甘遂同用。

小儿羚羊散

Xiao'er Lingyang San

《中华人民共和国卫生部药品标准中药成方制剂第二册》

【**药物组成**】羚羊角、水牛角浓缩粉、人工牛黄、黄连、金银花、连翘、西河柳、葛根、牛蒡子、浮萍、紫草、赤芍、天竺黄、川贝、朱砂、冰片、甘草。

【**功能主治**】清热解毒,透疹止咳。用于小儿麻疹隐伏,肺炎高热,嗜睡,咳嗽喘促,咽喉肿痛。

【**辨证要点**】感冒:风热表证。症见发热恶风,口渴欲饮,目赤眵多,咽红或肿痛,咳嗽,痰稠,色白或黄,烦躁或嗜睡。舌红苔黄,脉浮数。

【**剂型规格**】散剂,每包装 1.5g。

【**用法用量**】口服。1 岁每次 1/5 包,2 岁每次 1/4 包,3 岁每次 1/3 包,一日 3 次。

【**临床应用**】用于小儿麻疹、肺炎高热、咳嗽。

【**不良反应**】尚未见报道。

【**注意事项**】①本品含朱砂,不宜多服、久服;②避风寒,忌食油腻厚味;③本品含赤芍,不宜与藜芦同用;本品含甘草,不宜与海藻、大戟、芫花、甘遂同用。

小儿解热栓

Xiao'er Jiere Shuan

《中华人民共和国卫生部药品标准中药成方制剂第七册》

【**药物组成**】黄芩提取物、金银花提取物、安乃近。

【**功能主治**】解热,消炎。用于小儿感冒和上呼吸道感染等小儿发热。

【辨证要点】感冒：风热袭表证。症见发热，微恶风寒，口微渴，或有咽痛，舌边尖红，苔薄黄，脉浮数。

【剂型规格】栓剂，（1）每粒重 1.0g（小号）；（2）每粒重 1.5g（中号）；（3）每粒重 2.0g（大号）。

【用法用量】外用。6~11 岁用大号，2~5 岁用中号，8 个月~2 岁用小号，一次 1 粒，将栓剂塞入距肛门口约 2cm 处。每日 2~3 次或遵医嘱。

【临床应用】用于小儿感冒发热、上呼吸道感染发热。

【不良反应】尚未见报道。

【注意事项】①本品适用于风热袭表所致感冒和上呼吸道感染等所致小儿发热，外感风寒所致发热不适宜，症见恶寒发热、浑身酸痛、鼻流清涕、咳嗽吐稀白痰、口不渴或渴喜热饮；②对本品过敏者禁用，过敏体质者慎用。

小儿解热丸

Xiao'er Jiere Wan

《中华人民共和国药典》2015 年版一部

【药物组成】全蝎、胆南星、防风、羌活、天麻、麻黄、钩藤、薄荷、猪牙皂、煅青礞石、天竺黄、陈皮、茯苓、甘草、琥珀、炒僵蚕、蜈蚣、珍珠、朱砂、人工牛黄、人工麝香、冰片。

【功能主治】清热化痰，镇惊，息风。用于小儿感冒发热，痰涎壅盛，高热惊风，项背强直，手足抽搐，神志昏蒙，呕吐咳嗽。

【辨证要点】感冒：热盛动风证。症见壮热口渴，神志昏迷，手足抽搐，颈项强直，角弓反张，牙关紧闭，舌红绛，苔黄，脉弦数。

【剂型规格】丸剂，每丸重 1g。

【用法用量】口服。一次 1 丸,一日 2 次;周岁以内酌减。

【临床应用】用于小儿感冒发热、咳嗽。

【不良反应】尚未见报道。

【注意事项】①本品含朱砂,不宜与碘化物、溴化物、硫酸亚铁、碳酸氢钠、巴比妥、含苯甲酸钠的药物如巴氏合剂以及用苯甲酸钠作防腐剂的制剂等同服,以免生成可溶性汞盐引起汞中毒;②由于朱砂为毒性药材,不宜久服、多服,宜中病即止,6 个月以下小儿慎用;肝、肾功能不全者慎用;③本品含甘草,不宜与海藻、大戟、芫花、甘遂同用。

小儿清解颗粒
Xiao'er Qingjie Keli

【药物组成】金银花、连翘、地骨皮、青黛、白薇、地黄、广藿香、石膏。

【功能主治】除瘟解毒,清热退烧。用于小儿外感风热或时疫感冒引起的高热不退,汗出热不解,烦躁口渴,咽喉肿痛,肢酸体倦。

【辨证要点】感冒:风热疫毒证。风热疫毒壅滞肌肤,症见高热不退,汗出热不解,烦躁口渴,咽喉肿痛,肢酸体倦,舌红绛,脉洪数。

【剂型规格】颗粒剂,每袋装 10g。

【用法用量】开水冲服。1 岁以内,每次 5g,2~4 岁,每次 10g,5~7 岁,每次 15g,7 岁以上,酌增或遵医嘱,一日 3 次。

【临床应用】小儿外感风热或时疫感冒引起的高热不退、咽喉肿痛。

【不良反应】尚未见报道。

【注意事项】①本品含石膏,不宜与洋地黄类强心苷、硝苯地平合用,会增强心脏毒性;石膏可与四环素族及异烟肼生成络合物,影响后者吸收;②本品过敏者禁用,过敏体质者慎用。

小儿金丹片

Xiao'er Jindan Pian

《中华人民共和国药典》2015 年版一部

【药物组成】朱砂、橘红、川贝母、胆南星、前胡、玄参、清半夏、大青叶、木通、桔梗、荆芥穗、羌活、西河柳、地黄、枳壳(炒)、赤芍、钩藤、葛根、牛蒡子、天麻、甘草、防风、冰片、水牛角浓缩粉、羚羊角、薄荷脑。

【功能主治】祛风化痰,清热解毒。用于外感风热,痰火内盛所致的感冒,症见发热、头痛、咳嗽、气喘、咽喉肿痛、呕吐,及高热惊风。

【辨证要点】感冒:外感风热、痰火内盛证。症见发热,头痛,气喘,咳嗽,痰黄,口渴,咽痛,呕吐,神昏,惊厥。舌苔薄黄,脉浮数或浮滑。

【剂型规格】片剂,(1)每片重 0.2g,(2)每片重 0.3g。

【用法用量】口服。1 岁以上一次 0.6g,一日 3 次,1 岁以下酌减。

【临床应用】用于水痘、湿疹、婴幼儿感冒、扁桃体炎、小儿麻疹。①治疗水痘 67 例,服用小儿金丹片 2~4 天(平均 3 天)后无新疹出现,出疹期 4~6 天(平均 5 天),发热期 1~2 天,无并发症,预后良好[中医杂志,2009,50(增刊):207];②治疗湿疹;③治疗婴幼儿感冒;④治疗扁桃体炎;⑤治疗小儿麻疹。

【不良反应】尚未见报道。

【注意事项】同第 7 页"小儿金丹片"。

小儿清热灵

Xiao'er Qingre Ling

《中华人民共和国卫生部药品标准
中药成方制剂第五册》

【药物组成】白屈菜、北寒水石、黄芩、重楼、柴胡、天竺黄、紫荆皮、射干、板蓝根、牛黄、菊花、冰片、蝉蜕、珍珠、黄连、人工麝香。

【功能主治】清热解毒,利咽止咳。用于感冒发热,咽喉肿痛,咳嗽气喘,神烦惊搐。

【辨证要点】感冒:表里俱热证。症见发热咳嗽,咽红肿痛,烦躁神昏,惊厥,舌红,苔黄腻,脉浮数。

【剂型规格】片剂,每片重0.1g。

【用法用量】口服。6个月以下小儿一次1/2片;7~12个月,一次1片;1~2岁,一次1.5片;2~3岁,一次2片;3岁以上,3~5片;一日2次。

【临床应用】用于感冒、咳嗽。

【不良反应】尚未见报道。

【注意事项】①忌食辛辣、生冷、油腻食物;②风寒感冒者不适用,表现为发热畏冷、肢凉、流清涕,咽不红者;③脾虚易腹泻者慎服;④对本品过敏者禁用,过敏体质者慎用;⑤珍珠主要成分为碳酸钙、铝、铜、铁、镁、锰、锌、钛等,可与四环素族及异烟肼生成络合物,影响后者吸收。

小儿清热片

Xiao'er Qingre Pian

《中华人民共和国药典》2015 年版一部

【**药物组成**】黄柏、灯心草、栀子、钩藤、雄黄、黄连、朱砂、龙胆、黄芩、大黄、薄荷素油。

【**功能主治**】清热解毒，祛风镇惊。用于小儿风热，烦躁抽搐，发热口疮，小便短赤，大便不利。

【**辨证要点**】小儿惊风：热盛动风证。症见烦躁抽搐，发热口疮，小便短赤，大便不利，舌红绛，苔黄，脉弦数。

【**剂型规格**】片剂，每片重 0.1g。

【**用法用量**】口服。一次 2~3 片，一日 1~2 次；周岁以内小儿酌减。

【**临床应用**】用于小儿呼吸道感染。

【**不良反应**】尚未见报道。

【**注意事项**】①本品含朱砂与雄黄，不可久服；②朱砂的主要成分为硫化汞，可与碘化物或溴化物生成碘化汞或溴化汞，毒性增加；③雄黄含三硫化二砷，与亚铁盐、硝酸盐、硫酸盐同时服毒性增加。

五粒回春丹（丸）

Wulin Huichun Dan（Wan）

《中华人民共和国卫生部药品标准中药成方制剂第十五册》

【**药物组成**】西河柳、金银花、连翘、牛蒡子（炒）、蝉蜕、薄荷、桑叶、防风、麻黄、羌活、僵蚕（麸炒）、胆南星（酒炙）、化橘红、苦杏仁（去皮炒）、川贝母、茯苓、赤芍、淡竹叶、甘草、羚羊角粉、麝香、牛黄、冰片。

【功能主治】宣肺透表,清热解毒。用于小儿瘟毒引起的头痛高热,流涕多泪,咳嗽气促,烦躁口渴,麻疹初期,疹出不透。

【辨证要点】感冒:小儿瘟毒卫气同病证。症见头痛高热,流涕多泪,咳嗽气促,烦躁口渴,麻疹初期,疹出不透,舌边尖红,苔白或黄,脉浮数。

【剂型规格】糊丸,每 100 丸重 12g。

【用法用量】芦根、薄荷煎汤或温开水空腹送服。一次 5 丸,一日 2 次。

【临床应用】用于头痛高热、咳嗽、麻疹初期。

【不良反应】尚未见报道。

【注意事项】①服药期间避风寒;②忌食生冷、油腻、辛辣酸腥之物。

消食退热糖浆

Xiaoshi Tuire Tangjiang

《中华人民共和国药典》2015 年版一部

【药物组成】柴胡、黄芩、知母、青蒿、槟榔、厚朴、水牛角浓缩粉、牡丹皮、荆芥穗、大黄。

【功能主治】清热解毒,消食通便。用于小儿外感时邪、内兼食滞所致的感冒,症见高热不退、脘腹胀满、大便不畅;上呼吸道感染、急性胃肠炎见上述证候者。

【辨证要点】感冒:食滞胃肠证。症见高热不退、脘腹胀满、大便不畅,呕泻酸馊腐臭,舌苔厚腻,脉滑或沉实。

【剂型规格】糖浆剂,每瓶装(1)60ml;(2)100ml;(3)120ml。

【用法用量】口服。1 岁以内一次 5ml,1~3 岁一次 10ml,4~6 岁一次 15ml,7~10 岁一次 20ml,10 岁以上一次 25ml,一日

2~3 次。

【**临床应用**】用于急性感染发热、小儿外感食滞。

【**不良反应**】尚不明确。

【**注意事项**】①本品用于风热感冒挟滞者,若风寒感冒(症见恶寒重、发热轻、无汗、头痛身痛、鼻塞流清涕、咳嗽吐稀白痰、口不渴或渴喜热饮)、脾虚便溏者慎用;②服药期间忌食生冷、辛辣、油腻食品。

暑湿类药

本类药物用于暑病类病症。暑病是指夏令伤于暑邪或炎暑邪湿伤人所引起的病症,多发生于夏令季节和夏秋交替之际,具有明显的季节性,临床多见于中暑、胃肠型感冒、急性肠胃炎、水土不服等。中医认为暑病以暑热为主证,症见发热身倦、胸闷头晕、口渴多汗、恶心呕吐、腹泻腹痛。除此之外往往还兼挟他证,如暑湿证,症见头痛昏重、胸膈痞闷、脘腹胀痛、呕吐泄泻等;暑寒证,症见恶寒发热、头痛无汗、四肢酸痛等。中医治疗暑病强调辨证施治,选用本类中成药也应该注意辨证用药。

本类药物主要有保济丸、藿香正气口服液(水、软胶囊、胶囊、丸、滴丸、颗粒、片)、十滴水(软胶囊)、六合定中丸、小儿暑感宁糖浆、紫金锭等。

十滴水(软胶囊)

Shidi Shui(Ruan Jiaonang)

《中华人民共和国药典》2015年版一部

【**药物组成**】樟脑、干姜、桉油、小茴香、肉桂、辣椒、大黄。

【**功能主治**】健胃,祛暑。用于因中暑所致的头晕、恶心、腹痛、胃肠不适。

【**辨证要点**】外感暑湿证。症见头晕、头重如裹、恶心、脘腹胀痛、胃肠不适或泄泻、身热不扬、舌苔薄腻、脉濡细。

【**剂型规格**】酊剂,每瓶装 100ml。软胶囊,每粒装 0.425g。

【用法用量】口服。酊剂,一次 2~5ml,儿童酌减。软胶囊,一次 1~2 粒,儿童酌减。

【临床应用】用于中暑所导致的各种症状、冻疮、痱子、烫伤。

【不良反应】接触性皮炎[临床军医杂志,2001,29(4):88]。

【注意事项】①本品酊剂含有乙醇,不宜与灭滴灵、痢特灵、优降灵、苯乙肼等单胺氧化酶抑制剂,中枢抑制药,成瘾性镇痛药及部分抗组胺药及磺胺及呋喃类抗生素,水合氯醛,维生素A,氨甲蝶呤,利福平等联用;②新生儿忌服;③对本品过敏者、对酒精过敏者禁用;④有高血压、心脏病、肝病、糖尿病、肾病等慢性病严重者应在医师指导下服用;⑤本品含有肉桂,不宜与赤石脂同用;⑥服药期间饮食宜清淡,忌食辛辣油腻之品,不宜同时服用滋补性中药;⑦严格按用法用量服用,不宜长期服用。

小儿暑感宁糖浆

Xiao'er Shuganning Tangjiang

《中华人民共和国卫生部药品标准中药成方制剂第七册》

【药物组成】香薷、佩兰、扁豆花、黄连、黄芩、厚朴、荆芥穗、苦杏仁、青蒿、薄荷、芦根、滑石粉、甘草。

【功能主治】清暑解表,退热。用于小儿暑季外感发热,头痛少汗,咽喉肿痛,食欲不振,二便不畅。

【辨证要点】发热,暑湿伤表证。症见发热,头痛少汗,咽喉肿痛,食欲不振,二便不畅,舌苔白腻,脉濡数。

【剂型规格】糖浆剂,每瓶装 100ml。

【用法用量】口服。1 岁以下,一次 5ml,2~3 岁一次 5~10ml,4~6 岁一次 10~15ml,7~12 岁一次 15~20ml,一日 3~4 次。

【临床应用】用于暑湿感冒[中国药房,2002,13(7):444]。

【不良反应】尚未见报道。

【注意事项】①本品含有甘草,不宜与海藻、大戟、甘遂、芫花同用；②本品适用于夏季感冒，对风寒或风热感冒均不适宜。高热汗少，大便干燥者，可依上述用量酌减。脾虚久泻者慎用；③服药期间忌食辛辣、生冷、油腻食物；④对本品过敏者禁用，过敏体质者慎用。

六合定中丸
Liuhe Dingzhong Wan
《中华人民共和国药典》2015 年版一部

【**药物组成**】广藿香、香薷、陈皮、姜厚朴、枳壳（炒）、木香、檀香、炒山楂、六神曲（炒）、炒麦芽、炒稻芽、茯苓、木瓜、炒白扁豆、紫苏叶、桔梗、甘草。

【**功能主治**】祛暑除湿，和中消食。用于夏伤暑湿、宿食停滞所致的寒热头痛，胸闷恶心，吐泻腹痛。

【**辨证要点**】中暑、呕吐：外感暑湿、食滞胃肠证。症见恶寒发热，头痛，胸闷，恶心呕吐，不思饮食，腹痛，舌淡，苔薄腻，脉濡细。

【**剂型规格**】大蜜丸，每丸重 9g。水丸，每袋装 6g，每 100 粒重 6g。

【**用法用量**】口服。一次 3~6g，一日 2~3 次。

【**临床应用**】用于急性腹泻、暑湿感冒及呕吐。①治疗急性腹泻患者 140 例，随机分为两组，对照组 70 例采用氧氟沙星注射液、思密达（蒙脱石散）和整肠生胶囊（地衣芽孢杆菌活菌胶囊）进行治疗，治疗组在对照组基础上加用六合定中丸进行治疗，结果治疗组总有效率为 95.71%，对照组总有效率为 82.86%，临床疗效、症状停止时间治疗组均优于对照组，差异均具有统计学意义［实用中医内科杂志，2011，25（11）：59］；②治疗暑湿感冒效果良好［黑龙江医药，2013，26（2）：292］。

【不良反应】文献报道偶见过恶心、呕吐〔实用中医内科杂志，2011，25（11）：59〕。

【注意事项】①本品含麦芽、神曲，与活性炭、矽炭银、抗生素等不宜联用；②含甘草，不宜与海藻、大戟、甘遂、芫花同用；③湿热泄泻（症见泄泻腹痛，泻下急迫，或泻而不爽，粪色黄褐，气味臭秽，肛门灼热）、实热积滞胃痛（症见胃痛、腹痛，得热痛增，遇冷则减）忌服；④对本品过敏者禁用，过敏体质者慎用；⑤服药期间饮食宜清淡，忌食生冷、辛辣、油腻之品，不宜同时服用滋补性中成药。

金衣万应丸
Jinyi Wangying Wan
《中华人民共和国卫生部药品标准中药成方制剂第十三册》

【药物组成】胡黄连、牛胆粉、儿茶、人工麝香、冰片、乳香（醋炙）、没药（醋炙）、香墨。

【功能主治】清热祛暑，解毒止血。用于内热引起的中暑头晕，上吐下泻，咽喉肿痛，口舌生疮，牙齿疼痛，吐血衄血，肠风便血，无名肿毒，小儿急热惊风，斑疹等症。

【辨证要点】中暑头晕：暑热证。症见中暑头晕，发热口渴，上吐下泻，神疲气短，汗出，小便短黄，舌红苔黄，脉数；吐血衄血：里热炽盛证。症见高热烦扰、咽喉肿痛，口舌生疮，牙齿疼痛，便秘尿黄；或吐衄发斑，肠风便血，或红肿热痛，舌红苔黄，脉数。

【剂型规格】水丸，每67粒重3g。

【用法用量】口服。每次3g，每日2次，1~3岁每次1g，4岁以上每次1.5g，周岁以内小儿酌减。

【临床应用】用于中暑头晕、内热。

【不良反应】尚未见报道。

　　【注意事项】①小儿、体弱及脾胃虚寒者慎用,若需使用,必须在医师指导下使用;②服药期间饮食宜清淡,忌食辛辣油腻之品;③对本品过敏者禁用,过敏体质者慎用。

保济丸

Baoji Wan

《中华人民共和国药典》2015 年版一部

　　【药物组成】广藿香、苍术、白芷、化橘红、厚朴、菊花、蒺藜、钩藤、薄荷、茯苓、薏苡仁、广东神曲、稻芽、木香、葛根、天花粉。

　　【功能主治】解表,祛湿,和中。用于暑湿感冒,症见发热头痛、腹痛腹泻、恶心呕吐、肠胃不适;亦可用于晕车晕船。

　　【辨证要点】①暑湿感冒:外感表邪、胃失和降证,症见发热头痛、腹痛腹泻、嗳食嗳酸、恶心呕吐、舌质淡、苔腻、脉浮;②呕吐、泄泻:外邪犯胃证,症见吐泻不止、下利清稀或如米泔水、腹痛或不痛、胸膈满闷、四肢清冷、舌苔白腻、脉濡弱;③晕动症,乘坐交通工具时出现头晕、恶心、呕吐、面色苍白、汗出肢冷。

　　【剂型规格】水丸,每瓶装(1)1.85g;(2)3.7g。

　　【用法用量】口服。一次 1.85~3.7g,一日 3 次。

　　【临床应用】用于治疗功能性消化不良、胃肠型感冒。①治疗功能性消化不良患儿 118 例,随机分为观察组 60 例,对照组 58 例,对照组给予多潘立酮治疗,观察组给予保济丸＋多潘立酮联合治疗,结果观察组治愈率、总有效率均明显高于对照组,差异均有统计学意义[中国药房,2011,22(28):2640];②治疗胃肠型感冒,以保济丸组为对照组纳入受试者 38 例,以保济浓缩丸组为试验组,纳入受试者 116 例,结果保济浓缩丸对胃肠型感冒的有效率为 97.65%,对风寒挟食证的有效率为 98.82%,与对照组保济丸相比,差异无统计学意义[中国民族民间医药,2009,16(16):4]。

【不良反应】尚未见报道。

【注意事项】①本品含天花粉,不宜与乌头类同用;②本品解表祛湿,外感风热或风寒感冒不宜服用。不适用于急性肠道传染病之剧烈恶心、呕吐、水泻不止;③服药期间饮食宜清淡,忌食辛辣油腻之品。

紫金锭

Zijin Ding

《中华人民共和国药典》2015年版一部

【药物组成】山慈菇、红大戟、千金子霜、五倍子、人工麝香、朱砂、雄黄。

【功能主治】辟瘟解毒,消肿止痛。用于中暑,症见脘腹胀痛,恶心呕吐,痢疾泄泻,小儿痰厥;外治疔疮疖肿,疖腮,丹毒,喉风。

【辨证要点】①中暑:暑令时疫证,症见脘腹胀闷疼痛,呕吐泄泻,舌润,苔厚腻或浊腻;②癫痫:痰浊闭窍证,症见发作时突然跌仆,神志模糊,痰涎壅盛,喉间痰鸣,口吐痰沫,抽搐不甚,或精神恍惚而无抽搐,瞪目直视,呆木无知,舌苔白腻,脉弦滑;③红肿疼痛:湿热毒壅盛证,症见疖腮,丹毒,喉痹喉风,兼见小便闭涩,舌红苔黄腻,脉濡数;④皮炎:火毒蕴肤证,症见疔疮疖肿。

【剂型规格】锭剂,每锭重:(1)0.3g;(2)3g。

【用法用量】口服,一次0.6~1.5g,一日2次;外用,醋磨调敷患处。

【临床应用】用于治疗菌痢、流行性腮腺炎、儿童癫痫、流行性脑脊髓膜炎、药源性静脉炎、接触性皮炎、皮肤及软组织急性化脓性感染、扁桃体炎、咽炎、顽固性呃逆等。

【不良反应】有报道服紫金锭偶见恶心或腹泻、外用可出现局部皮肤红肿、丘疹及破溃、并引起过敏反应。

【注意事项】①本品含有朱砂、雄黄,不可与胃蛋白酶、胰酶、多酶、淀粉酶等酶制剂及碘化物、溴化物、硫酸铁、碳酸氢钠、巴比妥、硝酸盐、硫酸盐、亚铁盐、亚硝酸盐等西药联用;②本品含朱砂、雄黄等,肝、肾功能不全者慎用;③本品性猛峻烈,气血虚弱者忌用;④本品含有毒药物,不宜过量久服;⑤对本品过敏者禁用,过敏体质者慎用。

藿香正气口服液(水、软胶囊、胶囊、丸、滴丸、颗粒、片)

Huoxiang Zhengqi Koufuye(Shui、Ruanjiaonang、Jiaonang、Wan、Diwan、Keli、Pian)

《中华人民共和国药典》2015年版一部

【药物组成】苍术、陈皮、厚朴(姜制)、白芷、茯苓、大腹皮、生半夏、甘草浸膏、广藿香油、紫苏叶油。

【功能主治】解表化湿,理气和中。用于外感风寒、内伤湿滞或夏伤暑湿所致的感冒,症见头痛昏重、胸膈痞闷、脘腹胀痛、呕吐泄泻;胃肠型感冒见上述证候者。

【辨证要点】感冒:暑湿伤表证,症见恶寒发热,头痛昏重,脘腹胀痛,呕吐泄泻,舌质淡红,舌苔白腻,脉浮紧。

【剂型规格】口服液、酊剂,每支装10ml。软胶囊,每粒装0.45g。胶囊剂,每粒装0.5g。水丸,每瓶装6g。浓缩丸,每8丸相当于原生药3g。滴丸,每袋装2.6g。颗粒剂,每袋装10g。片剂,每片重0.3g。

【用法用量】口服。口服液、酊剂,一次5~10ml,一日2次,用时摇匀。软胶囊,一次2~4粒,一日2次。胶囊剂,一次3~4粒,一日2~3次。水丸,一次6g,一日2~3次。浓缩丸,一次8丸,一日3次。滴丸,一次1~2袋,一日2次。颗粒剂,一次10g,一日2次。片剂,一次4~8片,一日2次。

【临床应用】用于感冒,急性胃肠炎,中暑等。①治疗感冒风寒兼湿滞证患者480例,随机分为试验组360例和对照组120例,其中试验组给予藿香正气滴丸,对照组给予藿香祛湿软胶囊,结果中医主症泄泻疗效试验组总有效率为96.1%,对照组为69.2%;中医证候疗效试验组总有效率为98.5%,对照组为91.5,$P<0.05$,两组间比较差异均有统计学意义[中国循证医学杂志,2012,12(3):283];②治疗小儿胃肠型感冒患者87例,随机分为对照组43例和观察组44例,两组均给予常规治疗,观察组在此基础上给予藿香正气液,结果观察组总有效率为95.5%,显著高于对照组的79.1%,$P<0.05$,具有统计学意义[北方药学,2015,12(3):89];③治疗肠易激综合征患者58例,给予藿香正气软胶囊进行治疗,结果总有效率为89.7%,具有统计学意义[浙江中医杂志,2004(7):308];④治疗急性中暑患者84例,随机分为对照组和观察组各42例,分别给予临床常规治疗和藿香正气散治疗,结果观察组总有效率高于对照组,尽管差异不具有统计学意义,但该趋势表明藿香正气散治疗急性中暑疗效确切,进一步大样本研究可能会发现明显效果。观察组1、3、7天时内毒素水平均显著低于对照组,7天时血浆HSP70水平显著高于对照组,差异均具有统计学意义[中国中医药科技,2014,21(2):222];⑤藿香正气滴丸治疗小儿病毒性肠炎46例,显效24例,有效18例,无效4例,总有效率为91.30%[临床医学工程,2010,17(6):116];⑥治疗功能性消化不良52例,显效39例,有效9例,无效4例,总有效率为92.31%[海峡药学,2007,19(9):86]。

【不良反应】①文献报道偶见过敏性哮喘、休克、双硫仑样反应、皮疹、肠梗阻、中毒反应[中国现代药物应用,2010,4(1):110];②紫癜、咽部黏膜轻度充血[中国民康医学,2006,18(4):243];③顽固性嗳气、肝脏损害[海峡药学,2007,19(9):86];以腹痛为首发的过敏性紫癜[海南医学,2008,19(11):124]。

【**注意事项**】①本品含有甘草,不宜与海藻、大戟、甘遂、芫花同用;②本品含有半夏,不宜与乌头同用;③本品酊剂含乙醇,不宜与单胺氧化酶抑制剂(甲硝唑、呋喃唑酮、苯乙肼),降糖药(胰岛素、盐酸苯乙双胍、格列苯脲),水杨酸类抗风湿药(阿司匹林、水杨酸钠、复方对乙酰氨基酚),血管扩张药(噻嗪类利尿药、降压药胍乙啶),中枢抑制药、成瘾性镇痛药及部分抗组胺药,苯妥英钠,甲磺丁脲,华法林,头孢甲肟,磺胺及呋喃类抗生素,水合氯醛,三环类抗抑郁药(丙米嗪、阿米替林、多塞平),抑制乙醇代谢药物(氯丙嗪、奋乃静),维生素 A,对乙酰氨基酚(超剂量),氨甲蝶呤,利福平,硝硫氰胺,环丝氨酸等配伍使用[中国执业药师,2007(3):19];④本品辛温解表,热邪导致的霍乱、感冒忌服,阴虚火旺者(咽干口燥,心烦易怒,舌质红绛,午后潮热,或手足心发热,或骨蒸潮热,心烦,少寐,多梦,大便干结)忌服;⑤对本品过敏者禁用,过敏体质者慎用;⑥服药期间忌食生冷油腻食物,宜选清淡之品,忌服滋补性中药。

第四章

咳喘类药

本类药物是以麻黄、苦杏仁、桑白皮等止咳平喘药为主组成的方药,具有止咳平喘等作用,主要用以治疗小儿咳嗽、哮喘,临床以咳痰、喘息、胸闷、憋气等为辨证要点。咳嗽是小儿呼吸道疾病的常见症状,多见于现代医学的上、下呼吸道感染,急、慢性支气管炎,毛细支气管炎,支气管肺炎,大叶肺炎,百日咳等。哮喘包括现代医学的支气管哮喘、喘息性支气管炎、咳嗽变异性哮喘等。

中医根据病因将咳嗽分为外感和内伤两类。外感咳嗽多由风、寒、燥、热等邪侵入肺部所致,内伤咳嗽多由痰湿、痰热及肺虚所致。哮喘系宿痰伏肺,因外邪、饮食、情志、劳倦等因素,致气滞痰阻,气道挛急、狭窄而发病,以发作时喉间痰鸣、呼吸困难,甚则喘息不得平卧为主要表现。由于小儿肺脏娇嫩,腠理疏松,抵御外邪能力较差,以致肺失宣降而咳喘;小儿脾胃薄弱,易为乳食、生冷、积热所伤,脾失健运,水谷不化而反酿生痰,上贮于肺,阻遏气道,使肺之清气不宣、上逆作声而咳喘;因此,小儿与成人的咳喘在用药上有所差异。

本类药物主要有儿童清肺丸、小儿止咳糖浆、小儿百部止咳糖浆、小儿肺热咳喘口服液、小儿咳喘灵颗粒、小儿消积止咳口服液、小儿清热利肺口服液、小儿葫芦散、小儿麻甘颗粒等。

儿童清肺丸（口服液）

Ertong Qingfei Wan（Koufuye）

《中华人民共和国药典》2015 年版一部

【药物组成】麻黄、炒苦杏仁、石膏、甘草、蜜桑白皮、瓜蒌皮、黄芩、板蓝根、橘红、法半夏、炒紫苏子、葶苈子、浙贝母、紫苏叶、细辛、薄荷、蜜枇杷叶、白前、前胡、石菖蒲、天花粉、煅青礞石。

【功能主治】清肺，解表，化痰，止嗽。用于小儿风寒外束、肺经痰热所致的面赤身热、咳嗽气促、痰多黏稠、咽痛声哑。

【辨证要点】咳嗽：外寒内热证。症见面赤身热，咳嗽气促，痰多黏稠，咽痛声哑，兼见恶寒无汗，头痛身痛，舌红苔白，脉浮滑。

【剂型规格】（1）水蜜丸，每袋 1.7g。（2）大蜜丸，每丸 3g。（3）口服液，每支 10ml。

【用法用量】口服。水蜜丸一次 1 袋，大蜜丸一次 1 丸，一日 2 次；3 岁以下一次半袋或半丸。口服液，一次 2 支，6 岁以下一次 1 支，一日 3 次。

【临床应用】用于小儿肺炎、急性支气管炎、上呼吸道感染。①治疗小儿肺炎 98 例，随机分为观察组与对照组，观察组采用儿童清肺口服液加阿奇霉素治疗，对照组采用阿奇霉素治疗。结果观察组的总有效率高于对照组，且差异均有统计学意义［吉林医学，2014，35（15）：3274］；②治疗小儿呼吸道合胞病毒性肺炎 206 例，随即分为试验组和对照组，试验组采用清开灵注射液与儿童清肺口服液联用治疗，对照组采用以利巴韦林注射液静脉滴注与复方愈创木酚磺酸钾口服液口服联用治疗。结果试验组的综合疗效和在主症发热、咳嗽、痰壅、肺部听诊、X 线胸片等的疗效与起效时间上均优于对照组，且两组的差异均有统计学意义[中医杂志,2008,49(7):602];③治疗小儿痰热咳嗽30例,其中急性支气管炎者21例,上呼吸道感染者9例。结果14例痊愈,8例显效,3例有效,5例无效。证候总积分、咳嗽积分、咯痰积分均低于治疗前,且治疗前后对比有显著性差异[中国民间疗法,2001,9(11):42]。

【不良反应】文献报道偶见谷丙转氨酶异常升高[中医杂志,2008,49(7):602]。

【注意事项】①本品含半夏、瓜蒌皮、浙贝母,不宜与川乌、草乌、附子配伍使用;②含甘草,不宜与海藻、大戟、甘遂、芫花同用;不宜与水杨酸衍生物(如阿司匹林)同用;③含细辛,不宜与藜芦及其制剂配伍使用;④含麻黄,可兴奋神经,升高血压,故心脏病、高血压患者慎用;⑤含石膏,不宜与洋地黄类强心苷、硝苯地平合用,会增强心脏毒性;石膏、青礞石中的金属离子可与四环素族及异烟肼生成络合物,影响后者吸收;⑥含苦杏仁,不宜与麻醉、镇静止咳药如硫喷妥钠、可待因同用,否则会加重呼吸中枢抑制作用;⑦内蕴痰热咳嗽,阴虚燥咳忌用,久咳、汗出、体虚者忌用;⑧服用期间不宜同时服用滋补性中成药。⑨对本品过敏者禁用,过敏体质者慎用。

儿童咳液

Ertong Keye

《中华人民共和国卫生部药品标准
中药成方制剂第十二册》

【药物组成】蓼大青叶、紫菀、前胡、枇杷叶、桔梗、麻黄、苦杏仁、百部、甘草。

【功能主治】清热化痰,宣肺降气,止咳平喘。用于咳嗽痰热阻肺证,症见咳嗽气喘、吐痰黄稠、咳痰不爽、咽干、喉痛。

【辨证要点】咳嗽:咳嗽痰热阻肺证。症见咳嗽气喘,吐

49

痰黄稠,咳痰不爽,胸闷气促,口干咽痛,舌红苔黄,脉滑数或弦数。

【剂型规格】口服液,每支 10ml。

【用法用量】口服。1~3 岁一次 5ml,4 岁以上一次 10ml,一日 4 次。

【临床应用】用于治疗支气管炎等。

【不良反应】尚未见报道。

【注意事项】①本品含苦杏仁,不可长期服用;②本品含有甘草,不宜与海藻、大戟、甘遂、芫花同用;③本品含麻黄,高血压患者应在医师指导下使用;④本品对脾肺气虚、阴虚燥咳者慎用;⑤服药期间不宜同时服用滋补性中成药;⑥服药期间忌食生冷、辛辣食物;⑦对本品过敏者禁用,过敏体质者慎用。

小儿珍贝散

Xiao'er Zhenbei San

《中华人民共和国卫生部药品标准
中药成方制剂第四册》

【药物组成】人工牛黄、珍珠、川贝母、天竺黄、沉香、胆南星、煅硼砂、冰片。

【功能主治】清热、消炎、止咳、化痰。用于毒热闭肺证喘嗽。

【辨证要点】①咳嗽:痰热蕴肺证,症见咳嗽、喘息,吐痰色黄黏稠,身热口渴,苔薄黄或黄腻,脉浮数。②肺炎喘嗽:痰热闭肺证,症见咳嗽喘促,喉鸣痰壅,鼻翼煽动,胸高抬肩,便秘烦躁。舌红苔黄腻,脉洪滑数。

【剂型规格】散剂。每瓶装 3g。

【用法用量】用温开水送服或用糖水调服。2 岁以下一次

0.15~0.3g，3~5岁一次0.3~0.6g，6~12岁一次0.6~0.9g，一日3次。

【临床应用】用于小儿气管炎，支气管炎，哮喘性支气管炎。

【注意事项】①本品含川贝母，不宜与川乌、草乌、附子配伍使用；②大便溏薄者慎用；③服用期间不宜同时服用滋补性中成药；④对本品过敏者禁用，过敏体质者慎用。

小儿止咳糖浆

Xiao'er Zhike Tangjiang

《中华人民共和国药典》2015年版一部

【药物组成】甘草流浸膏、桔梗流浸膏、氯化铵、橙皮酊。

【功能主治】祛痰，镇咳。用于小儿感冒引起的咳嗽。

【辨证要点】咳嗽：外感风热袭表证。症见发热重，恶风，有汗或少汗，鼻塞流浊涕，咽喉肿痛，肺痈吐脓，咳嗽痰多，痰稠色白或黄，口干渴，舌质红，苔薄黄，脉浮数。

【剂型规格】糖浆剂，每瓶装（1）60ml，（2）100ml，（3）120ml。

【用法用量】口服。2~5岁一次5ml，5岁以上一次5~10ml，2岁以下酌减，一日3~4次。

【临床应用】用于感冒咳嗽、支气管炎、咽喉炎等。①治疗外感咳嗽152例患儿，治愈64例、好转61例、无效27例，总有效率82.24%［中国实用乡村医生杂志，2008，7（15）：31］；②治疗小儿感冒引起的咳嗽及支气管炎等呼吸系统疾病，口服后刺激胃黏膜的迷走神经末梢可致轻微的恶心，引起胃－肺－迷走反射，使呼吸道腺体分泌增加，痰液变稀，易于咯出［中药新药与临床药理，2002，13（4）：255；中国执业药师，2014，11（6）：39］；③辅助治疗咳嗽变异性哮喘50例，显效40例，有效6例，无效4例，总有效率92%［浙江中医杂志，2010，45（5）：338］。

【不良反应】尚未见报道。

【注意事项】①本品含甘草,不宜与海藻、大戟、甘遂、芫花同用;不宜与水杨酸衍生物(如阿司匹林)长期合用;②含氯化铵,不宜与阿司匹林、螺内酯、金霉素、新霉素、呋喃妥因、磺胺嘧啶、华法林等合用;肝肾功能不全、代谢性酸中毒者禁用,右心衰竭和肝硬化伴有代谢性碱中毒的病人不宜用,消化性溃疡患者慎用;③糖尿病患儿慎用;④患有高血压、心脏病、肾病水肿等慢性病者慎用;⑤本品用于感冒咳嗽轻症,气促喘息重者应配合其他药物;⑥忌食生冷辛辣油腻食物;⑦本品不宜久服;⑧对本品过敏者禁用,过敏体质者慎用。

小儿止嗽糖浆

Xiao'er Zhisou Tangjiang

《中华人民共和国药典》2015 年版一部

【药物组成】玄参、麦冬、胆南星、杏仁水、焦槟榔、桔梗、竹茹、桑白皮、天花粉、川贝母、瓜蒌子、甘草、炒紫苏子、知母、紫苏叶油。

【功能主治】润肺清热,止嗽化痰。用于小儿痰热内蕴所致的发热、咳嗽、黄痰、咳吐不爽、口干舌燥、腹满便秘、久嗽痰盛。

【辨证要点】咳嗽:痰热壅肺证。症见咳嗽气喘,咯痰黄稠而量多,胸闷,气喘息粗,甚则鼻翼煽动,或喉中痰鸣,烦躁不安,发热口渴,或咳吐脓血腥臭痰,胸痛,大便秘结,小便短赤,舌红苔黄腻,脉滑数。

【剂型规格】糖浆剂,(1)10ml,(2)120ml。

【用法用量】口服。一次 10ml,一日 2 次;周岁以内酌减。

【临床应用】用于小儿咳嗽、便秘。

【不良反应】尚未见报道。

【注意事项】①含川贝母、天花粉、瓜蒌子,不宜与川乌、草乌、附子配伍使用。②含甘草,不宜与海藻、大戟、甘遂、芫花同用;不宜与水杨酸衍生物(如阿司匹林)同用。③本品含有玄参,不宜与藜芦及其制剂配伍使用;④本品适用于痰热咳嗽,若属肺脾气虚、阴虚久咳者慎用,肺脾气虚表现为气短咳喘,纳呆腹胀;阴虚久咳表现为久咳痰少,或咳痰带血,伴有嗓子干,声音嘶哑,手脚心发热,或午后脸上发热;⑤风寒咳嗽者不适用,表现喉痒咳嗽,痰白稀薄,发热无汗;⑥脾胃虚弱,大便稀溏者慎用;⑦糖尿病患儿慎用;⑧服药期间饮食宜清淡,忌食辛辣、生冷、油腻食物;⑨对本品过敏者禁用,过敏体质者慎用。

小儿止嗽金丸

Xiao'er Zhisoujin Wan

《中华人民共和国卫生部药品标准
中药成方制剂第十一册》

【药物组成】玄参、知母、麦冬、苦杏仁(去皮炒)、竹茹、紫苏子(炒)、槟榔(炒)、桔梗、胆南星(酒蒸)、桑白皮、川贝母、天花粉、瓜蒌子、甘草、紫苏叶。

【功能主治】解热润肺,化痰止嗽。用于外感风热引起的咳嗽痰盛,口干舌燥,腹满便秘。

【辨证要点】①咳嗽:风热犯肺、肺失清肃证,症见痰稠色黄,鼻塞不通,流黄浊涕,发热,口干咽痛,舌尖发红,苔薄黄,脉浮数;②便秘:热邪伤津证,症见腹胀满,大便燥结,排出困难。

【剂型规格】大蜜丸,每丸重 3g。

【用法用量】口服,一次 1 丸,一日 2 次,周岁以内小儿酌减。

【临床应用】用于小儿咳嗽［中国药房, 2002, 13(7): 444］。

【不良反应】尚未见报道。

【注意事项】①本品含川贝母, 不宜与川乌、草乌、附子配伍使用; ②含甘草, 不宜与海藻、大戟、甘遂、芫花同用; 不宜与水杨酸衍生物(如阿司匹林)同用; ③含玄参, 不宜与藜芦及其制剂配伍使用; ④含苦杏仁, 不宜与麻醉、镇静止咳药如硫喷妥钠、可待因同用, 否则会加重呼吸中枢抑制作用; ⑤风寒咳嗽者不适用, 表现喉痒咳嗽, 痰白稀薄, 发热无汗; ⑥脾胃虚弱, 大便稀溏者慎用; ⑦忌食辛辣生冷油腻食物; ⑧对本品过敏者禁用, 过敏体质者慎用。

小儿治哮灵片
Xiao'er Zhixiaoling Pian

《中华人民共和国卫生部药品标准
中药成方制剂第十一册》

【药物组成】地龙、麻黄、侧柏叶、射干、紫苏子、黄芩、北刘寄奴、白鲜皮、苦参、甘草、川贝母、细辛、橘红、僵蚕、冰片。

【功能主治】止咳、平喘、镇咳、化痰、强肺、脱敏。用于小儿哮、咳、喘等症, 支气管哮喘, 哮喘性支气管炎。

【辨证要点】咳喘: 外邪犯肺实证。症见咳嗽, 气喘, 咳痰, 胸痛、鼻塞流涕等。

【剂型规格】片剂, 每片 0.094g。

【用法用量】口服, 3 岁以内, 一次 2~4 片; 3~6 岁, 一次 4~6 片; 6~12 岁, 一次 6~8 片, 一日 3 次。

【临床应用】用于小儿咳嗽变异性哮喘。治疗小儿咳嗽变异性哮喘 30 例, 治愈 6 例, 显效 5 例, 有效 10 例, 无效 9 例, 总有效率 70%［中医儿科杂志, 2010, 6(6): 19］。

【不良反应】尚未见报道。

【注意事项】①本品含川贝母,不宜与川乌、草乌、附子配伍使用;②本品含有麻黄,可兴奋神经,升高血压,故心脏病、高血压患者慎用;③本品含有苦参,不宜与藜芦及其制剂配伍使用;④服用期间不宜同时服用滋补性中成药;⑤对本品过敏者禁用,过敏体质者慎用。

小儿百部止咳糖浆

Xiao'er Baibu Zhike Tangjiang

《中华人民共和国药典》2015年版一部

【药物组成】蜜百部、苦杏仁、桔梗、桑白皮、麦冬、知母、黄芩、陈皮、甘草、制天南星、枳壳(炒)。

【功能主治】清肺,止咳、化痰。用于小儿痰热蕴肺所致的咳嗽、顿咳,症见咳嗽、痰多、痰黄黏稠、咯吐不爽,或痰咳不已、痰稠难出;百日咳见上述证候者。

【辨证要点】①咳嗽:痰热壅肺证,症见咳嗽气喘,咯痰黄稠而量多,胸闷,气喘息粗,大便秘结,小便短赤,舌红苔黄腻,脉滑数;②顿咳(百日咳):时行邪毒犯肺证,症见阵发性痉挛咳嗽,咳后有特殊的鸡啼样吸气性吼声,有传染性,舌红苔黄或黄腻,脉滑数。可按初咳、痉咳及恢复三期分证。主要表现为咳嗽、痰阻,性质有寒热差异。初咳期邪在肺卫,属表证,咳嗽痰白者为风寒;咳嗽痰黄者为风热。痉咳期邪郁肺经,属里证,痉咳痰稀为痰湿阻肺;痉咳痰稠为痰火伏肺。恢复期邪去正伤,多虚证,呛咳痰少黏稠为肺阴不足;咳而无力,痰液稀薄为肺脾气虚。

【剂型规格】糖浆剂,每瓶装(1)10ml,(2)100ml。

【用法用量】口服。2岁以上一次10ml,2岁以内一次5ml,一日3次。

【临床应用】用于感冒咳嗽、慢性支气管炎、肺炎。①治疗小儿感冒咳嗽296例,随机分为治疗组与对照组,对照组采用抗感染及对症治疗,治疗组在其基础上加用小儿百部止咳糖浆治疗。结果治疗组的总有效率高于对照组,且差异有统计学意义[第十一次全国中西医结合儿科学生会议,2004:74];②治疗小儿肺热咳嗽32例,随机分为治疗组与对照组,治疗组采用小儿百部止咳糖浆治疗,对照组采用急支糖浆治疗。结果治疗组的显愈率高于对照组,且差异有统计学意义[中国社区医师,2011,13(30):175];③小儿百部止咳糖浆治疗慢性支气管炎既有镇咳平喘、缓解症状的治标作用,又有抗菌消炎的治本作用;对肺炎咳嗽亦效果明显[黑龙江科技信息,2012(7):49]。

【不良反应】尚未见报道。

【注意事项】①含甘草,不宜与海藻、大戟、甘遂、芫花同用;不宜与水杨酸衍生物(如阿司匹林)同用;②方中苦杏仁含氰苷可加重麻醉,镇静止咳药如硫喷妥钠、可待因等呼吸中枢抑制作用,使副作用增加,故不宜配伍使用;③本品适用于痰热蕴肺化火所致顿咳、咳嗽,若属风寒咳嗽、阴虚燥咳者忌用,风寒咳嗽表现为咳嗽声重,且咽喉痒,痰稀薄色白,伴有鼻塞、流清涕、舌苔薄白等症状;阴虚燥咳主要表现为咳或少量痰或痰中带血,胸部隐痛,午后手足心热,皮肤干灼,口燥,咽干,甚至喉痒暗哑,或有少量盗汗,食少乏力等症状;④支气管炎、百日咳服药后病情加重者,应及时送医;⑤顿咳患儿应及时隔离治疗4~7周;⑥服药期间饮食宜清淡,忌食辛辣、生冷、油腻之品;⑦糖尿病患儿慎用;⑧对本品过敏者禁用,过敏体质者慎用。

小儿肺热平胶囊

Xiao'er Feireping Jiaonang

《中华人民共和国药典》2015年版一部

【**药物组成**】人工牛黄、地龙、珍珠、拳参、牛胆粉、甘草、平贝母、人工麝香、射干、朱砂、黄连、黄芩、羚羊角、北寒水石、冰片、新疆紫草、柴胡。

【**功能主治**】清热化痰,止咳平喘,镇惊开窍。用于小儿痰热壅肺所致喘嗽,症见喘咳、吐痰黄稠、壮热烦渴、神昏抽搐、舌红苔黄腻。

【**辨证要点**】①咳嗽:痰热壅肺、痰火扰神证,症见咳嗽气喘,咯痰黄稠而量多,壮热烦渴,面红目赤,神昏抽搐,大便秘结,小便短赤,舌红苔黄腻,脉滑数;②急惊风:风痰内扰证、痰蒙心包证或肝风内动证,症见发热,咳嗽,喉间痰鸣,烦躁,惊厥,神昏,舌红苔黄,脉弦滑数。

【**剂型规格**】胶囊剂,每粒0.25g。

【**用法用量**】口服。6个月以内小儿一次0.125g,7~12个月一次0.25g,1~2岁一次0.375g,2~3岁一次0.5g,3岁以上一次0.75~1.0g,一日3~4次。

【**临床应用**】用于小儿婴儿期哮喘、急性支气管炎。治疗急性毛细支气管炎30例,哮喘性支气管炎20例,均为急性发作,结果治愈2例,显效28例,好转14例,无效6例;两种病证之疗效对比相近[中医药学刊,2004,22(10):1787]。

【**不良反应**】尚未见报道。

【**注意事项**】①本品含平贝母,不宜与川乌、草乌、附子配伍使用;②含朱砂,不宜与碘化物、溴化物、硫酸亚铁、碳酸氢钠、巴比妥、含苯甲酸钠的药物如巴氏合剂以及用苯甲酸钠作防腐剂的制剂等同服,以免生成可溶性汞盐引起汞中毒;③由于朱砂为毒性药材,不宜久服、多服,宜中病即止,6个月以下小儿慎用;肝肾功能不全者慎用;④本品含甘草,不宜与甘遂、大戟、海藻和芫花同用;⑤含牛黄、黄连、黄芩等苦寒泻热之品,脾胃虚弱、体质弱者慎服,脾胃虚弱表现为大便稀溏,色淡无臭味,夹有不消化食物残渣,食后易泻,吃多后见腹胀、大便多,平素食欲不振,面色萎黄,神疲倦怠,形体瘦弱;⑥本品清化痰热,止咳平喘,若外感风寒或阴虚燥咳、肺虚久咳者忌用,外感风寒表现为恶寒发热、浑身酸痛、鼻流清涕、咳嗽吐稀白痰、口不渴或渴喜热饮;阴虚燥咳表现为干咳或少量痰或痰中带血,胸部隐痛,午后手足心热,皮肤干灼,口燥,咽干,甚至喉痒喑哑,或有少量盗汗,食少乏力等;⑦本品若感受暑邪、暴受惊恐或疫毒,内陷营血,气血两燔所致惊风者慎用;⑧服药期间饮食宜清淡,忌食辛辣、生冷、油腻之品;⑨对本品过敏者禁用,过敏体质者慎用。

小儿消咳片

Xiao'er Xiaoke Pian

《中华人民共和国卫生部药品标准
中药成方制剂第八册》

【药物组成】白屈菜、百部、天冬、南沙参、白前、侧柏叶、木蝴蝶。

【功能主治】清肺润燥,化痰止咳,解表利咽。用于急慢性气管炎,痰热或燥痰咳嗽。

【辨证要点】咳嗽:①痰热犯肺证,症见咳嗽气喘,咯痰黄稠而量多,发热口渴,大便秘结,小便短赤,舌红苔黄腻,脉滑数;②燥邪犯肺证,症见发热,微恶风寒,无汗或少汗,干咳少痰,或痰黏难咯,甚则胸痛,痰中带血,口、唇、鼻、咽干燥,或见鼻衄,咯血,便干溲少,苔薄而干燥少津,脉浮数或浮紧。

【剂型规格】片剂,每片 0.28g。

【用法用量】口服,6 个月~1 岁小儿一次 0.5 片,1~3 岁一次 1 片,3 岁以上一次 2 片,一日 3 次。

【临床应用】用于急、慢性支气管炎、肺炎、小儿感冒、百日咳、喘息性支气管炎、顽固性咳嗽[吉林大学,硕士论文,2008:1]。

【不良反应】尚未见报道。

【注意事项】①本品含南沙参,不宜与藜芦同用;②忌食生冷辛辣食物;③对本品过敏者禁用,过敏体质者慎用。

小儿肺咳颗粒

Xiao'er Feike Keli

《中华人民共和国药典》2015 年版一部

【药物组成】人参、茯苓、白术、陈皮、鸡内金、酒大黄、鳖甲、地骨皮、北沙参、炙甘草、青蒿、麦冬、桂枝、干姜、淡附片、瓜蒌、桑白皮、款冬花、紫菀、胆南星、黄芪、枸杞子。

【功能主治】健脾益肺,止咳平喘。用于肺脾不足,痰湿内壅所致咳嗽或痰多稠黄,咳吐不爽,气短,喘促,动辄汗出,食少纳呆,周身乏力,舌红苔厚;小儿支气管炎见以上证候者。

【辨证要点】咳嗽:肺脾不足、痰湿壅肺证。症见咳嗽或痰多稠黄,咳吐不爽,咳嗽无力,气短而喘促,动辄汗出,或有自汗、畏风,食少纳呆,周身乏力,神疲体倦,舌红苔厚。

【剂型规格】颗粒剂,每袋(1)2g,(2)3g,(3)6g。

【用法用量】开水冲服。周岁以内一次 2g,1~4 岁一次 3g,5~8 岁一次 6g,一日 3 次。

【临床应用】用于急性支气管炎、肺炎。①治疗小儿急性支气管炎 280 例,随机分为观察组和对照组。结果观察组总有效率明显高于对照组;观察组喘息症状消失更快,且临床症状体征量化得分明显少于对照组；各差异均有统计学意义［中外医学研究，2014，12（33）：28］；②治疗儿童细菌性肺炎62例，随机分为对照组和观察组。对照组给予常规抗感染治疗，观察组加服小儿肺咳颗粒。结果观察组总有效率高于对照组，观察组咳嗽、咳痰及肺部啰音消失时间均短于对照组，且差异有统计学意义［中国药师，2016，19（1）：140］。

【不良反应】文献报道偶见腹泻和恶心［中国药师，2016，19（1）：140］。

【注意事项】①本品含人参和北沙参，不宜与藜芦、五灵脂同用；②含甘草，不宜与海藻、大戟、甘遂、芫花同用；不宜与水杨酸衍生物（如阿司匹林）同用；③高热咳嗽慎用；④忌食生冷辛辣食物；⑤对本品过敏者禁用，过敏体质者慎用；⑥本品中含有附片和瓜蒌，存在十八反的配伍禁忌，使用时需要注意。

小儿肺炎散

Xiao'er Feiyan San

《中华人民共和国卫生部药品标准
中药成方制剂第三册》

【药物组成】朱砂、牛黄、冰片、生石膏、天麻、川贝母、黄连、法半夏、胆南星、桑白皮、甘草。

【功能主治】清热解毒，清火祛痰，止咳定喘。用于小儿肺热咳喘，喘息痰盛。

【辨证要点】①咳嗽：风热犯肺证，症见咳嗽，痰稠色黄，恶风寒，发热重，有汗，鼻塞喷嚏，流黄浊涕，口干咽痛，舌质红，苔薄黄，脉浮数；②肺炎咳嗽：热痰肺闭证，症见咳嗽气喘，咯痰黄稠而量多，高热，气喘息粗，甚则鼻翼煽动，或喉中痰鸣。舌红苔黄腻，脉弦滑。

【剂型规格】散剂,每袋 0.6g。

【用法用量】口服,一次 0.6~0.9g,一日 2 次,3 周以下小儿酌减。

【临床应用】用于肺炎。治疗小儿肺炎 28 例,结果有效 26 例,显效 2 例,无效 0 例,且改善病症［世界最新医学信息文摘,2015,15（77）：74］。

【不良反应】尚未见报道。

【注意事项】①本品含法半夏和川贝母,不宜与川乌、草乌、附子配伍使用;②本品含有朱砂,不宜与碘化物、溴化物、硫酸亚铁、碳酸氢钠、巴比妥、含苯甲酸钠的药物如巴氏合剂以及用苯甲酸钠作防腐剂的制剂等同服,以免生成可溶性汞盐引起汞中毒;③由于朱砂为毒性药材,不宜久服、多服,宜中病即止,6 个月以下小儿慎用;肝肾功能不正常者慎用;④含甘草,不宜与海藻、大戟、甘遂、芫花同用;不宜与水杨酸衍生物（如阿司匹林）同用;⑤消化性溃疡患者慎用;⑥本品含有牛黄、黄连、生石膏等苦寒泻热之品,脾胃虚弱、体质弱者慎服,脾胃虚弱表现为大便稀溏,色淡无臭味,夹有不消化食物残渣,食后易泻,吃多后见腹胀、大便多,平素食欲不振,面色萎黄,神疲倦怠,形体瘦弱;⑦本品含石膏,不宜与洋地黄类强心苷、硝苯地平合用,会增强心脏毒性;石膏可与四环素族及异烟肼生成络合物,影响后者吸收;⑧对本品过敏者禁用,过敏体质者慎用。

小儿肺热咳喘口服液

Xiao'er Feire Kechuan Koufuye

《中华人民共和国药典》2015 年版一部

【药物组成】麻黄、苦杏仁、石膏、甘草、金银花、连翘、知母、黄芩、板蓝根、麦冬、鱼腥草。

【功能主治】清热解毒,宣肺化痰。用于热邪犯于肺卫所致发热、汗出、微恶风寒、咳嗽、痰黄,或兼喘息、口干而渴。

【辨证要点】①咳嗽:风热犯肺证,症见咳嗽,痰稠色黄,鼻塞流黄浊涕,发热汗出,微恶风寒,口干咽痛,呼吸气促,喘憋鼻煽,烦躁不安,夜寐不宁,便干尿黄,舌尖红苔薄黄,脉浮数而滑;②感冒:风热犯表证,症见发热,微恶风寒,头痛口渴,鼻塞,流涕喷嚏,咳嗽,痰色黄质黏,咽喉肿痛,便秘,尿黄,舌红苔薄白或薄黄,脉浮数;③喘证:风热闭肺证,症见发热恶风,咳嗽气促,微有汗出,或咳嗽频频,气急鼻煽,喉间痰鸣,面色红赤,舌质红而干,苔黄,脉浮数。

【剂型规格】口服液,每支 10ml。

【用法用量】口服。1~3 岁一次 10ml,一日 3 次;4~7 岁一次 10ml,一日 4 次,8~12 岁一次 20ml,一日 3 次,或遵医嘱。

【临床应用】用于呼吸道感染、肺炎、支气管炎、毛细支气管炎、喘息性支气管炎、疱疹性咽峡炎、流行性感冒、哮喘、荨麻疹。①治疗小儿呼吸道感染 120 例,随机分成治疗组和对照组。结果治疗组在止咳、化痰、平喘、消除啰音方面均优于对照组,差异有统计学意义[北京中医药大学学报,2004,11(2):3];②治疗小儿急性社区获得性下呼吸道感染 150 例,随机分为治疗组与对照组,均进行常规抗感染治疗,治疗组加用小儿肺热咳喘口服液治疗,对照组采用百部止咳糖浆治疗。结果治疗组总显效率高于对照组,在退热、止咳、消除啰音方面治疗组均优于对照组,且差异有统计学意义[儿科药学杂志,2005,11(4):50];③治疗小儿下呼吸道感染 100 例,随机分为治疗组和对照组。对照组常规处理,治疗组在其基础上加用小儿肺热咳喘口服液治疗。结果治疗组显效率明显高于对照组,差异有统计学意义[江西医药,2008,43(3):220];④治疗小儿肺炎 163 例,随机分成治疗组和对照组。结果治疗组恢复时间及住院时间均明显少于对照组,治疗组肺功能恢复效果明显好于对照组,治疗组胰岛素样生长因子Ⅱ(IGF-Ⅱ)、白介素 2(IL-2)水平明显降低且低于对照组,治疗组 SOD 水平明显升高且高于对照组,治疗组的治疗效果明显好于对照组,且各差异均有统计学意义[中国医药导报,2012,9(32):91];⑤治疗支气管肺炎180例,随机均分为治疗组和对照组,对照组静脉滴注头孢曲松钠,治疗组在对照组治疗基础上加服小儿肺热咳喘口服液。结果治疗组总有效率高于对照组,且差异有统计学意义[中国药房,2005,16(20):1566];⑥治疗小儿急性支气管炎104例,随机分为观察组和对照组。两组均给予传统的抗感染治疗,观察组加服小儿肺热咳喘口服液,对照组加服小儿化痰止咳颗粒。结果观察组总有效率高于对照组,差异有统计学意义[北方药学,2014,1(11):27];⑦治疗毛细支气管炎120例,随机分为治疗组和对照组。对照组采用抗感染、平喘、雾化吸入等综合治疗,治疗组在此基础上加服小儿肺热咳喘口服液治疗。结果治疗组总有效率高于对照组,差异有统计学意义[中外妇儿健康,2011,19(4):133];⑧治疗小儿喘息性支气管炎120例,随机分为对照组和治疗组。对照组给予常规西医治疗,治疗组在其基础上加服小儿肺热咳喘口服液。结果治疗组总有效率高于对照组,治疗组在退热、止咳、化痰、平喘及消除肺部啰音方面均优于对照组,且差异均有统计学意义[现代中西医结合杂志,2012,21(5):503];⑨治疗疱疹性咽峡炎36例,随机分为观察组和对照组。观察组服用小儿肺热咳喘口服液治疗,对照组采用阿昔洛韦和抗组胺类药治疗,两组在体温超过38.5℃均加用退热药。结果观察组的热程、咽痛持续时间和溃疡愈合时间均比对照组短,差异有统计学意义[岭南急诊医学杂志,2002,7(4):363];⑩治疗儿童流感疑似病93例。结果可以较快地缓解流感症状,在合并使用抗生素率及并发症发生率方面与文献中报道的磷酸奥司他韦治疗临床诊断流感疑似病例的报告相当[中医药导报,2010,16(12):22];⑪治疗儿童咳嗽变异性哮喘60例,随机分为对照组和治疗组。对照组给予西医常规治疗,治疗组在此基础上加用小儿肺热咳喘口服液。结果治疗组总有效率高于对照组总有效率,差异有统计学意义[中医儿科杂志,2011,7(3):13];⑫治疗小儿荨麻疹100例,随机分为西药组和中药组。中药组口服小儿肺热咳喘口服液治疗,西药组口服马来酸氯苯那敏片及维生素C片治疗。结果中药组总显效率显著优于西药组,差异有统计学意义[中国医药导报,2007,4(32):43]。

【不良反应】文献报道偶见:①服药后轻度胃部不适,停药后自行消失[中国药房,2005,16(20):1566];②强行喂服而致呕吐[岭南急诊医学杂志,2002,7(4):363]。

【注意事项】①本品含甘草,不宜与甘遂、大戟、海藻和芫花同用;②含石膏,不宜与洋地黄类强心苷、硝苯地平合用,会增强心脏毒性;石膏可与四环素族及异烟肼生成络合物,影响后者吸收;③含麻黄,可兴奋神经,升高血压,故心脏病、高血压患者慎用,运动员慎用;④含苦杏仁,不宜与麻醉、镇静止咳药如硫喷妥钠、可待因同用,否则会加重呼吸中枢抑制作用;⑤本品适用于风热客犯肺卫所致感冒发热,咳喘所致,若属风寒感冒、风寒闭肺喘咳、内伤肺肾亏虚喘咳者忌用,表现为恶寒发热,无汗,呛咳不爽,呼吸气急,痰白而稀,口不渴,咽不红,舌质不红,舌苔薄白或白腻,指纹浮红;⑥脾虚易腹泻者慎用;⑦大剂量服用,可能有轻度胃肠不适反应;⑧服药期间饮食宜清淡,忌食油腻腥荤、辛辣刺激食物,不宜同时服用滋补性中药;⑨对本品过敏者禁用,过敏体质者慎用。

小儿肺闭宁片

Xiao'er Feibining Pian

《中华人民共和国卫生部药品标准中药成方制剂第十册》

【药物组成】麻黄、石膏、苦杏仁、川贝母、黄芩、细辛、前胡、紫苏子、枳壳(炒)、橘红、桔梗、麦冬、大枣、人参、甘草、海浮石、五味子、葶苈子、旋覆花。

【功能主治】宣热解毒,化痰定喘。用于哮喘性支气管炎,支气管肺炎。

【辨证要点】咳嗽:邪热壅肺证。症见身热不解,咳逆气急,痰黄稠,鼻煽,口渴,有汗或无汗,舌苔薄白或黄,脉滑而数者。

【剂型规格】片剂,每片 0.25g。

【用法用量】口服,小儿周岁一次 2 片,2 岁一次 3 片,3 岁一次 4 片,一日 2 次,4 周岁以上遵医嘱服用。

【临床应用】用于哮喘性支气管炎,支气管肺炎。

【不良反应】尚未见报道。

【注意事项】①肺炎早期,无咳喘症状者,不宜应用;②本品含有麻黄,可兴奋神经,升高血压,故心脏病、高血压患者慎用,不可超量服用;③本品含有人参、细辛,不宜与藜芦、五灵脂配伍使用;④本品含石膏,不宜与洋地黄类强心苷、硝苯地平合用,会增强心脏毒性;石膏可与四环素族及异烟肼生成络合物,影响后者吸收;⑤忌食生冷辛辣食物;⑥对本品过敏者禁用,过敏体质者慎用。

小儿咳喘颗粒

Xiao'er Kechuan Keli

《中华人民共和国药典》2015 年版一部

【药物组成】麻黄、川贝母、苦杏仁(炒)、黄芩、天竺黄、紫苏子(炒)、僵蚕(炒)、山楂(炒)、莱菔子(炒)、石膏、鱼腥草、细辛、茶叶、甘草、桔梗。

【功能主治】清热宣肺,化痰止咳,降逆平喘。用于小儿痰热壅肺所致的咳嗽、发热、痰多、气喘。

【辨证要点】咳嗽:痰热壅肺证。症见发热面赤,咳嗽气喘,咯痰黄稠而量多,气喘息粗,甚则鼻翼煽动,或喉中痰鸣,烦躁不安,发热口渴,或咳吐脓血腥臭痰,胸痛,大便秘结,小便短赤,舌红苔黄腻,脉滑数。

【剂型规格】颗粒剂,每袋6g。

【用法用量】温开水冲服,周岁以内一次2~3g,1~5岁,一次3~6g,6岁以上,一次9~12g,一日3次。

【临床应用】用于支气管炎。治疗小儿急性支气管炎(痰热壅肺证)480例,总有效率高于90%,愈显率高于85%[医学信息,2011(9):4370]。

【不良反应】尚未见报道。

【注意事项】①本品含有麻黄,可兴奋神经,升高血压,故心脏病、高血压患者慎用,运动员慎用;②含川贝母,不宜与川乌、草乌、附子配伍使用;③含甘草,不宜与海藻、大戟、甘遂、芫花同用;不宜与与水杨酸衍生物(如阿司匹林)同用;④含细辛,不宜与藜芦及其制剂配伍使用,不宜长期过量服用;⑤含山楂,不宜与磺胺类药物、呋喃坦啶、利福平、阿司匹林、吲哚美辛合用,会增强毒副作用;⑥含石膏,不宜与洋地黄类强心苷、硝苯地平合用,会增强心脏毒性;石膏可与四环素族及异烟肼生成络合物,影响后者吸收;⑦含苦杏仁,不宜与麻醉、镇静止咳药如硫喷妥钠、可待因同用,否则会加重呼吸中枢抑制作用;⑧本品清肺化痰,为痰热咳嗽所致,若属风寒咳嗽、阴虚燥咳者忌用,风寒咳嗽表现为咳嗽声重,气急,咽痒,咳痰稀薄色白,恶寒发热;阴虚燥咳表现为咳少量痰或痰中带血,胸部隐痛,午后手足心热,皮肤干灼,口燥,咽干,甚至喉痒暗哑,或有少量盗汗,食少乏力等症状;⑨服药期间饮食宜清淡,忌食辛辣、生冷、油腻之品;不宜同时服补益中成药;⑩对本品过敏者禁用,过敏体质者慎用。

小儿咳喘灵颗粒

Xiao'er Kechuanling Keli

《国家药品监督管理局单页标准（2004）》

【药物组成】麻黄、金银花、苦杏仁、板蓝根、石膏、甘草、瓜蒌。

【功能主治】宣肺、清热、止咳、祛痰。用于上呼吸道感染引起的咳嗽。

【辨证要点】①咳嗽：风热犯肺证，症见咳嗽，痰稠色黄，鼻塞流黄浊涕，发热，微恶风寒，口干咽痛，舌尖红苔薄黄，脉浮数；②肺炎喘嗽：风热闭肺证，症见发热恶风，咳嗽痰稠，呼吸急促，气急鼻煽，喉中痰鸣，口渴烦躁，面红，尿黄，咽痛咽红，舌红，苔薄黄，脉浮数。

【剂型规格】颗粒剂，每袋2g。

【用法用量】开水冲服，2岁及2岁以内一次1g，3~4岁一次1.5g，5~7岁一次2g，一日3~4次。

【临床应用】用于支气管炎、肺炎、呼吸道感染。①治疗小儿支气管炎42例，随机分为试验组与对照组，试验组采用小儿咳喘灵颗粒治疗，对照组采用小儿百部止咳糖浆治疗。结果试验组的总有效率高于对照组，试验组的咳嗽、喘息及肺部啰音消失时间均短于对照组，且差异均有统计学意义［大家健康，2014，8（22）：152］；②治疗小儿咳嗽变异型哮喘100例，随机分为治疗组与对照组。对照组给予西医常规治疗，治疗组在其基础上加服小儿咳喘灵颗粒治疗。结果治疗组总有效率高于对照组，治疗组不良反应发生率和复发率低于对照组，且差异有统计学意义［中医药导报，2014，20（3）：106］；③治疗支气管肺炎130例，随机分为对照组和治疗组。对照组给予氨溴索口服液，治疗组在其基础上加服小儿咳喘灵颗粒治疗。结果治疗组有效率高于对照组,退热时间、咳止时间、喘止时间、啰音消失时间均短于对照组,差异有统计学意义[中国现代医生,2014,52(9):49];④治疗小儿支气管炎124例,随机分为治疗组和对照组。治疗组口服小儿咳喘灵颗粒治疗,对照组口服复方甘草合剂治疗,两组间的抗感染退热等治疗基本相同。结果治疗组总有效率高于对照组,差异有统计学意义[激光杂志,2006,27(3):54];⑤治疗儿童下呼吸道感染180例,随机分为治疗组和对照组。对照组给予常规治疗,治疗组加服小儿咳喘灵颗粒治疗。结果治疗组总有效率高于对照组,治疗组发热、咳喘、肺部体征消失时间短于对照组,且差异有统计学意义[实用医药杂志,2015,32(6):527]。

【不良反应】文献报道偶见:①轻微上腹饱胀,可自行缓解[中医药导报,2014,20(3):106];②腹泻[中国现代医生,2014,52(9):49];③与布地奈德气雾剂、酮替芬联合应用治疗时出现轻度嗜睡、睡眠不安和轻度胃肠道反应[中国实用医药,2010,5(22):118]。

【注意事项】①忌辛辣、生冷、油腻食物;②不宜在服药期间同时服用滋补性中药;③婴儿及糖尿病患儿慎用;④本品含麻黄,可兴奋神经,升高血压,故心脏病、高血压患者慎用,运动员慎用;⑤本品含石膏,不宜与洋地黄类强心苷、硝苯地平合用,会增强心脏毒性;石膏可与四环素族及异烟肼生成络合物,影响后者吸收;⑥脾虚易腹泻者慎用;⑦风寒感冒,阴虚肺热喘咳者不宜应用;⑧对本品过敏者禁用,过敏体质者慎用。

小儿咳喘宁颗粒
Xiao'er Kechuanning Keli

【药物组成】麻黄、紫菀、百部、甘草、苦杏仁。

【功能主治】止咳化痰。用于伤风咳嗽,急、慢性支气管炎。

【辨证要点】咳嗽：风寒犯肺证。症见咳嗽声重，气急，咳痰稀薄色白，常伴鼻塞，头痛，肢体酸痛，恶寒发热。

【剂型规格】颗粒剂，每袋 15g。

【用法用量】开水冲服，一次 15g，一日 3 次。

【临床应用】用于支气管炎。

【不良反应】尚未见报道。

【注意事项】①忌食辛辣、油腻食物；②支气管扩张、肺脓疡、肺心病、肺结核患者应在医师指导下服用；③服药期间，若患者出现高热，体温超过 38℃，或出现喘促气急者，或咳嗽加重，痰量明显增多，或痰由白转黄者应到医院就诊；④本品含有麻黄，可兴奋神经，升高血压，故心脏病、高血压患者慎用，运动员慎用；⑤长期服用，应向医师或药师咨询；⑥对本品过敏者禁用，过敏体质者慎用。

小儿咳嗽宁糖浆

Xiao'er Kesouning Tangjiang

《中华人民共和国卫生部药品标准
中药成方制剂第十四册》

【药物组成】桑白皮、桑叶、苦杏仁、牛蒡子、瓜蒌、前胡、黄芩、桔梗、六神曲(焦)、麦芽(焦)、山楂(焦)、枇杷叶、陈皮、芦根、浙贝母。

【功能主治】宣肺，止咳，化痰。用于风热袭肺所致咳嗽。

【辨证要点】咳嗽：风热犯肺证。症见咳嗽，痰稠色黄，鼻塞流黄浊涕，发热，微恶风寒，口干咽痛，舌尖红苔薄黄，脉浮数。

【剂型规格】糖浆剂，每瓶 50ml。

【用法用量】口服，初生儿一次 5ml；6 个月 ~3 岁一次 5~10ml；4~6 岁一次 10~15ml；7~12 岁一次 15~20ml；一日 3~4 次或遵医嘱。

【临床应用】用于气管炎,支气管炎及肺炎恢复期。

【不良反应】尚未见报道。

【注意事项】①本品含浙贝母、瓜蒌,不宜与川乌、草乌、附子配伍用药;②含山楂,不宜与磺胺类药物、呋喃坦啶、利福平、阿司匹林、吲哚美辛合用,会增强毒副作用;③脾虚易腹泻者慎服;④糖尿病患儿禁服;⑤风寒袭肺咳嗽不适用,症见发热恶寒、鼻流清涕、咳嗽痰白等;⑥忌食辛辣、生冷、油腻食物;⑦对本品过敏者禁用,过敏体质者慎用。

小儿咳嗽糖浆

Xiao'er Kesou Tangjiang

《中华人民共和国药典》2015 年版一部

【药物组成】妥路脂、海葱浸膏、薄荷脑、八角茴香油。

【功能主治】祛痰止咳。用于小儿伤风咳嗽。

【辨证要点】咳嗽:风邪犯肺证。症见恶寒发热,咳嗽,咽喉痒痛,鼻塞流涕或喷嚏,舌苔薄黄,脉浮数,或见眼睑头面水肿。

【剂型规格】糖浆剂,每瓶 10ml。

【用法用量】口服。6 个月以内一次 0.5ml,6 个月至未满一周岁一次 1ml,1~5 岁一次 2~4ml,一日 3 次。

【临床应用】用于伤风咳嗽。

【不良反应】尚未见报道。

【注意事项】①对本品过敏者禁用,过敏体质者慎用;②糖尿病患儿慎服;③忌食生冷辛辣食物;④服用期间不宜同时服用滋补性中成药。

小儿久嗽丸

Xiao'er Jiusou Wan

《中华人民共和国卫生部药品标准
中药成方制剂第十九册》

【药物组成】石膏、枇杷叶、竹茹、桑叶、法半夏、款冬花、桑白皮、葶苈子、石菖蒲、海浮石(煅)、藿香、紫苏子(炒)、忍冬藤、苦杏仁(炒)、沉香、僵蚕(炒)、麻黄。

【功能主治】疏风解热，止嗽化痰。用于肺热咳嗽，痰多而稠，久嗽不已及百日咳。

【辨证要点】①咳嗽：风热犯肺证，症见咳嗽，痰稠色黄，鼻塞流黄浊涕，发热，微恶风寒，口干咽痛，舌尖红苔薄黄，脉浮数；②百日咳：时行邪毒犯肺证，症见阵发性痉挛咳嗽，咳后有特殊的鸡啼样吸气性吼声，有传染性。可按初咳、痉咳及恢复三期分证。主要表现为咳嗽、痰阻，性质有寒热差异。初咳期邪在肺卫，属表证，咳嗽痰白者为风寒；咳嗽痰黄者为风热；痉咳期邪郁肺经，属里证，痉咳痰稀为痰湿阻肺；痉咳痰稠为痰火伏肺。恢复期邪去正伤，多虚证，呛咳痰少黏稠为肺阴不足；咳而无力，痰液稀薄为肺脾气虚。

【剂型规格】大蜜丸，每粒3g。

【用法用量】口服。一次1丸，一日2次，周岁以内酌减。

【临床应用】用于小儿肺炎。治疗肺气不足型小儿肺炎〔大众卫生报，2001，选中成药治小儿肺炎〕。

【不良反应】尚未见报道。

【注意事项】①衄血，吐血忌服；②本品含法半夏，不宜与川乌、草乌、附子配伍使用；③含麻黄，可兴奋神经，升高血压，故心脏病、高血压患者慎用，运动员慎用；④含石膏，不宜与洋地黄类强心苷、硝苯地平合用，会增强心脏毒性；石膏可与四环素族及异烟肼生成络合物,影响后者吸收;⑤对本品过敏者禁用,过敏体质者慎用。

小儿消积止咳口服液

Xiao'er Xiaoji Zhike Koufuye

《中华人民共和国药典》2015 年版一部

【药物组成】炒山楂、槟榔、枳实、瓜蒌、蜜枇杷叶、炒莱菔子、炒葶苈子、桔梗、连翘、蝉蜕。

【功能主治】清热肃肺、消积止咳。用于小儿饮食积滞、痰热蕴肺所致的咳嗽、夜间加重、喉间痰鸣、腹胀、口臭。

【辨证要点】感冒夹滞证。症见恶寒发热,咳嗽痰鸣,痰黏黄稠,脘腹胀满,不思饮食,口气秽浊,呕吐酸腐,大便酸臭,或腹痛泄泻,或大便秘结,小便短黄,舌苔厚腻,脉滑。

【剂型规格】口服液,每支 10ml。

【用法用量】口服。周岁以内一次 5ml,1~2 岁一次 10ml,3~4 岁一次 15ml,5 岁以上一次 20ml,一日 3 次;5 天为一疗程。

【临床应用】便秘、呼吸道感染、肺炎、支气管炎、肺癌继发肺部感染伴胃肠功能紊乱。①治疗小儿功能性便秘 58 例,随机分为治疗组和对照组。治疗组口服小儿消积止咳口服液治疗,对照组未口服小儿消积止咳口服液。结果治疗组总有效率为 96.7%,临床症状改善明显优于对照组[现代诊断与治疗,2014,25(22):5088];②治疗小儿上呼吸道感染后咳嗽 160 例,随机分为对照组与观察组。对照组采用常规西药治疗,观察组在西药治疗的基础上加用消积止咳口服液。结果观察组的咳嗽、咳痰、腹胀、喘息等临床症状消失时间明显短于对照组,观察组的治疗有效率高于对照组,且差异均有统计学意义[中外医疗,2016(2):161];③治疗肺炎 712 例,随机分为治疗组和对照组。对照组采用西药抗炎及对症治疗,治疗组在对照组基础上加用小儿消积止咳口服液治疗。结果治疗组治愈率高于对照组,疗程明显缩短,差异有统计学意义[山东中医杂志,2008,27(6):386];④治疗支气管肺炎伴食积症状60例,随机分为治疗组和对照组。治疗组在常规对症治疗基础上加小儿消积止咳口服液口服,对照组在同等常规对症治疗基础上加予盐酸氨溴索糖浆口服。结果治疗组总有效率、显效率和好转率均高于对照组,差异有统计学意义[实用临床医药杂志,2011,15(5):87];⑤治疗儿童迁延性细菌性支气管炎67例,随机分为对照组和治疗组。对照组以注射用阿莫西林克拉维酸钾静脉滴注治疗,治疗组在对照组治疗的基础上加服小儿消积止咳口服液治疗。结果治疗组治愈时间和住院时间均短于对照组,治疗组气喘、湿啰音、咳嗽、哮鸣音的消失时间均短于对照组,治疗组动脉血氧分压(PaO_2)高于对照组,动脉二氧化碳分压($PaCO_2$)低于对照组,治疗组总有效率高于对照组,差异均有统计学意义[新中医,2015,47(9):160];⑥治疗肺癌继发肺部感染伴胃肠功能紊乱60例,随机分为治疗组合对照组。治疗组给予小儿消积止咳口服液加推拿治疗,对照组给予克咳敏(盐酸二氧异丙嗪片)、氨茶碱等药物治疗。结果治疗组总有效率高于对照组,差异有统计学意义[山东医药,2013,53(34):77]。

【不良反应】文献报道在与注射用阿莫西林克拉维酸钾静脉滴注联用时偶见恶心、呕吐、面部潮红的不良反应[新中医,2015,47(9):160]。

【注意事项】①本品含瓜蒌,不宜与川乌、草乌、附子配伍使用;②含山楂,不宜与磺胺类药物、呋喃坦啶、利福平、阿司匹林、吲哚美辛合用,会增强毒副作用;③本品对体质虚弱、肺气不足、肺虚久咳、大便便溏薄者慎用;④3个月以下幼儿不宜空腹服;⑤服用期间不宜同时服用滋补性中成药;⑥对本品过敏者禁用,过敏体质者慎用。

小儿清肺化痰口服液

Xiao'er Qingfei Huatan Koufuye

《中华人民共和国药典》2015 年版一部

【药物组成】麻黄、黄芩、石膏、葶苈子、前胡、炒紫苏子、炒苦杏仁、竹茹。

【功能主治】清热化痰,止咳平喘。用于小儿风热犯肺所致的咳嗽,症见呼吸气促、咳嗽痰喘、喉中作响。

【辨证要点】咳嗽:风热犯肺证。症见咳嗽,痰稠色黄,呼吸急促,鼻塞流黄浊涕,发热,微恶风寒,口干咽痛,舌尖红苔薄黄,脉浮数。

【剂型规格】口服液,每支 10ml。

【用法用量】口服。周岁以内一次 3ml,1~5 岁一次 10ml,5岁以上一次 15~20ml,一日 2~3 次,用时摇匀。

【临床应用】用于支气管炎。治疗小儿支气管炎 200 例,随机分为治疗组和对照组。对照组常规治疗,治疗组加服小儿清肺化痰口服液治疗。结果治疗组总有效率高于对照组,差异有统计学意义[现代中西医结合杂志,2006,15(9):1204]。

【不良反应】尚未见报道。

【注意事项】①本品含石膏,不宜与洋地黄类强心苷、硝苯地平合用,会增强心脏毒性;石膏可与四环素族及异烟肼生成络合物,影响后者吸收;②含麻黄,可兴奋神经,升高血压,故心脏病、高血压患者慎用,运动员慎用;③含苦杏仁,不宜与麻醉、镇静止咳药如硫喷妥钠、可待因同用,否则会加重呼吸中枢抑制作用;④本品适用于风热咳嗽,风寒咳嗽者不适用,表现为发热无汗,咽痒咳嗽,痰白稀薄;痰湿咳嗽,气阴不足,肺虚久咳者不宜服用;⑤脾虚泄泻者慎用;⑥服药期间忌食生冷、辛辣、油腻食品,避免服用滋补性中成药;⑦对本品过敏者禁用,过敏体质者慎用。

小儿清肺止咳片

Xiao'er Qingfei Zhike Pian

《中华人民共和国药典》2015年版一部

【药物组成】菊花、川贝母、枇杷叶、蜜桑白皮、射干、黄芩、板蓝根、冰片、紫苏叶、葛根、炒苦杏仁、炒紫苏子、前胡、栀子(姜炙)、知母、人工牛黄。

【功能主治】清热解表,止咳化痰。用于小儿外感风热、内闭肺火所致的身热咳嗽、气促痰多、烦躁口渴、大便干燥。

【辨证要点】咳嗽:外感风热证。症见身热,咳嗽,痰稠色黄,不易咳出,鼻塞流黄浊涕,烦躁口渴,大便干燥,小便短赤,微恶风寒,舌尖红苔薄黄,脉浮数。

【剂型规格】片剂。(1)素片,每片0.15g。(2)素片,每片0.2g。(3)薄膜衣片,每片0.26g。(4)薄膜衣片,每片0.21g。

【用法用量】口服。周岁以内一次1~2片,1~3岁一次2~3片,3岁以上一次3~5片,一日2次。

【临床应用】用于顽固性咳嗽。

【不良反应】尚未见报道。

【注意事项】①本品含川贝母,不宜与川乌、草乌、附子配伍使用;②本品用于外感风热,内闭肺火所致的肺热咳嗽,若属肺虚久咳、阴虚燥咳者慎用;肺虚久咳表现为气短乏力,久咳痰少,夜嗽不止;阴虚燥咳表现为咳或少量痰或痰中带血,胸部隐痛,午后手足心热,皮肤干灼,口燥,咽干,甚至喉痒暗哑,或有少量盗汗,食少乏力等症状;③服药期间忌食生冷、辛辣、油腻食品;④3岁以上少年儿童,每次最大量不超过5片;⑤对本品过敏者禁用,过敏体质者慎用。

小儿清肺散

Xiao'er Qingfei San

《中华人民共和国卫生部药品标准
中药成方制剂第二册》

【**药物组成**】茯苓、清半夏、川贝母、百部、黄芩、胆南星、石膏、沉香、白前、冰片。

【**功能主治**】清热，化痰。用于咳嗽喘促，痰涎壅盛。

【**辨证要点**】①咳嗽：痰热壅肺证，症见咳嗽气喘，咯痰黄稠而量多，胸闷，气喘息粗，甚则鼻翼煽动，或喉中痰鸣，烦躁不安，发热口渴，或咳吐脓血腥臭痰，胸痛，大便秘结，小便短赤，舌红苔黄腻，脉浮而滑数；②肺炎喘嗽：痰热闭肺证，症见咳嗽喘促，气急鼻煽，口渴烦躁，面红，尿黄，舌红苔黄，脉弦滑。

【**剂型规格**】散剂，每袋 0.5g。

【**用法用量**】口服。一岁一次半袋，一日 2 次。

【**临床应用**】用于急性支气管炎、慢性支气管炎、大叶肺炎、支气管肺炎。

【**不良反应**】尚未见报道。

【**注意事项**】①本品含石膏，不宜与洋地黄类强心苷、硝苯地平合用，会增强心脏毒性；石膏可与四环素族及异烟肼生成络合物，影响后者吸收；②含半夏、川贝母，不宜与川乌、草乌、附子配伍使用；③风寒袭肺咳嗽不适用，症见发热恶寒、鼻流清涕、咳嗽痰白等；④脾虚易腹泻者慎服；⑤忌食辛辣、生冷、油腻食物；⑥婴儿应在医师指导下服用；⑦对本品过敏者禁用，过敏体质者慎用。

小儿清热止咳口服液（合剂）

Xiao'er Qingre Zhike Koufuye（Heji）

《中华人民共和国药典》2015年版一部

【药物组成】麻黄、炒苦杏仁、石膏、甘草、黄芩、板蓝根、北豆根。

【功能主治】清热宣肺，平喘，利咽。用于小儿外感风热所致的感冒，症见发热恶寒、咳嗽痰黄、气促喘息、口干音哑、咽喉肿痛。

【辨证要点】①感冒：风热表证，症见发热，微恶风寒，无汗或有汗，头痛身楚，鼻塞，流黄浊涕，咳嗽，咽红干痛，咯痰黄稠，舌尖红，苔薄黄，脉浮数；②咳嗽：痰热蕴肺证，症见咳嗽胸闷，痰多黄稠，难以咳出，甚则喉间痰鸣，常伴发热，烦躁不安，尿少色黄，大便干结，舌红苔黄腻，脉滑数。

【剂型规格】口服液（合剂），（1）每支10ml，（2）每瓶100ml，（3）每瓶120ml。

【用法用量】口服。1~2岁一次3~5ml，3~5岁一次5~10ml，6~14岁一次10~15ml，一日3次。用时摇匀。

【临床应用】用于上呼吸道感染、下呼吸道感染。①治疗急性病毒性上呼吸道感染40例，总有效率90%，可使病程缩短，发热、咳嗽症状缓解加快[中医药信息，2000（1）：42]；②治疗小儿下呼吸道感染116例，随机分成对照组和治疗组。对照组服用氨溴索口服液治疗，治疗组加服小儿清热止咳合剂治疗。结果治疗组总有效率高于对照组，差异有统计学意义[河南中医，2009，29（12）：1232]。

【不良反应】尚未见报道。

【注意事项】①本品含麻黄，可兴奋神经，升高血压，故心脏病、高血压患者慎用，运动员慎用；②含苦杏仁，不宜与麻醉、镇静止咳药如硫喷妥钠、可待因同用,否则会加重呼吸中枢抑制作用;③含甘草,不宜与海藻、大戟、甘遂、芫花及其制剂同用;不宜与与水杨酸衍生物(如阿司匹林)同用;④含石膏,不宜与洋地黄类强心苷、硝苯地平合用,会增强心脏毒性;石膏可与四环素族及异烟肼生成络合物,影响后者吸收;⑤本品用于风热感冒,风寒感冒者慎用;⑥婴儿、糖尿病患儿、脾虚亦腹泻者应在医师指导下服用;⑦忌食辛辣、生冷、油腻食物,不宜在服药期间同时服用滋补食物;⑧对本品过敏者禁用,过敏体质者慎用。

小儿清热止咳丸

Xiao'er Qingre Zhike Wan

《中华人民共和国卫生部药品标准
中药成方制剂第六册》

【**药物组成**】麻黄、苦杏仁、石膏、甘草、紫苏子(炒)、葶苈子、莱菔子(炒)、白前、胆南星(制)、黄芩(酒炙)、大枣。

【**功能主治**】清热,化痰,定喘。用于肺热咳嗽,痰多气喘。

【**辨证要点**】咳嗽:痰热壅肺证。症见咳嗽气喘,咯痰黄稠而量多,胸闷,气喘息粗,甚则鼻翼煽动,或喉中痰鸣,烦躁不安,发热口渴,或咳吐脓血腥臭痰,胸痛,大便秘结,小便短赤,舌红苔黄腻,脉滑数。

【**剂型规格**】丸剂,每丸 3g。

【**用法用量**】口服。1岁以内每次服1丸,2~5岁每次服1丸半,一日 2~3 次。

【**临床应用**】用于咳嗽。

【**不良反应**】尚未见报道。

【**注意事项**】①本品含有麻黄,可兴奋神经,升高血压,故心脏病、高血压患者慎用;②含甘草,不宜与海藻、大戟、甘遂、芫花同用;不宜与水杨酸衍生物(如阿司匹林)同用;③含石膏,不宜与洋地黄类强心苷、硝苯地平合用,会增强心脏毒性;石膏可与四环素族及异烟肼生成络合物,影响后者吸收;④含苦杏仁,不宜与麻醉、镇静止咳药如硫喷妥钠、可待因同用,否则会加重呼吸中枢抑制作用;⑤服用期间不宜同时服用滋补性中成药;⑥对本品过敏者禁用,过敏体质者慎用。

小儿清热利肺口服液

Xiao'er Qingre Lifei Koufuye

《新药转正标准第 41 册》

【药物组成】金银花、连翘、石膏、麻黄、苦杏仁(焯)、牛蒡子(炒)、射干、瓜蒌皮、浮海石、葶苈子(炒)、车前子(盐炙)。

【功能主治】清热宣肺,止咳平喘。用于小儿咳嗽属风热犯肺证,症见:发热,咳嗽或咯痰,流涕或鼻塞,咽痛,口渴,舌红或苔黄等;小儿急性支气管炎具有上述症候者。

【辨证要点】咳嗽:风热犯肺证,症见咳嗽,痰稠色黄,鼻塞流黄浊涕,发热,微恶风寒,口干咽痛,舌尖红苔薄黄,脉浮数。

【剂型规格】口服液,每支 10ml。

【用法用量】口服。1~2 岁,每次 3~5ml;3~5 岁,每次 5~10ml,6~14 岁:每次 10~15ml,一日 3 次。

【临床应用】用于支气管炎、风热咳嗽、荨麻疹。①治疗儿童风热咳嗽 90 例,随机分为对照组和治疗组。对照组给予常规治疗,治疗组在其基础上加服小儿清热利肺口服液治疗。结果治疗组退热时间、咳嗽停止时间、祛痰时间、X 线胸片恢复时间均较对照组显著缩短,总有效率高于对照组,差异有统计学意义[中医儿科杂志,2015,11(5):29];②治疗小儿荨麻疹 90 例,随机分为西药组和中药组。中药组口服清热利肺口服液治疗,西药组口服马来酸氯苯那敏片及维生素 C 片治疗。结果中药组总显效率显著优于西药组,差异有统计学意义[中国中医药现代远程教育,2009,7(11):26]。

【不良反应】个别患者发生恶心、呕吐、腹泻、头晕。

【注意事项】①本品含有麻黄,可兴奋神经,升高血压,故心脏病、高血压患者慎用,运动员慎用;②含苦杏仁,不宜与麻醉、镇静止咳药如硫喷妥钠、可待因同用,否则会加重呼吸中枢抑制作用;③含石膏,不宜与洋地黄类强心苷、硝苯地平合用,会增强心脏毒性;石膏可与四环素族及异烟肼生成络合物,影响后者吸收;④含瓜蒌皮,不宜与川乌、草乌、附子配伍使用。⑤风寒咳嗽者不适用,表现为发热无汗,咽痒咳嗽,痰白稀薄;⑥脾胃虚弱者慎用;⑦忌食辛辣、生冷、油腻食物;⑧对本药过敏者禁用,过敏体质者慎用。

小儿热咳清胶囊

Xiao'er Rekeqing Jiaonang

《新药转正标准第52册》

【药物组成】麻黄(蜜炙)、荆芥、苦杏仁(炒)、百部、紫菀(蜜炙)、桑白皮(蜜炙)、白前、瓜蒌仁、川贝母、生石膏、知母、黄芩、地骨皮、枳壳(炒)、陈皮、桔梗、甘草。

【功能主治】疏风清肺,宣肺止咳。用于儿童风热、痰热咳嗽,症见咳嗽、痰黄稠、口渴或兼见发热、恶风、鼻流浊涕等,儿童急性气管炎属上述症候者适用本品。

【辨证要点】咳嗽:风热袭肺、痰热壅肺证。症见咳嗽气喘,痰稠色黄,鼻塞流黄浊涕,微恶风寒,发热,口干咽痛,胸闷,气喘息粗,甚则鼻翼煽动,或喉中痰鸣,烦躁不安,或咳吐脓血腥臭痰,胸痛,大便秘结,小便短赤,舌红苔黄,脉浮数或滑数。

【剂型规格】胶囊剂,(1)0.2g(小粒),(2)0.4g(大粒)。

【用法用量】口服。4~6岁每次0.8g,7~14岁患儿每次1.2g,每日3次。

【临床应用】用于咳嗽变异性哮喘。①治疗小儿咳嗽变异性哮喘76例,随机分为观察组和对照组;②对照组患儿均接受孟鲁司特钠治疗,观察组加服热咳清胶囊。结果观察组总有效率高于对照组,观察组的中医症状积分和IL-8、TNF-α水平下降,以及TGF-β水平升高比对照组更明显,差异均有统计学意义[新中医,2015,47(3):183];③治疗咳嗽变异性哮喘100例,随机分为观察组和对照组。对照组口服孟鲁司特钠治疗,观察组在其基础上加用小儿热咳清胶囊治疗。结果观察组总有效率高于对照组,差异有统计学意义[中国中西医结合儿科学,2014,6(2):174]。

【不良反应】尚未见报道。

【注意事项】①中阳不足者慎用;②如患儿不便吞服胶囊,可将胶囊打开倒出药粉,温开水送服;③本品含瓜蒌、川贝母,不宜与川乌、草乌、附子配伍使用;④含甘草,不宜与海藻、大戟、甘遂、芫花同用;不宜与与水杨酸衍生物(如阿司匹林)同用;⑤含苦杏仁,不宜与麻醉、镇静止咳药如硫喷妥钠、可待因同用,否则会加重呼吸中枢抑制作用;⑥服用期间不宜同时服用滋补性中成药;⑦对本品过敏者禁用,过敏体质者慎用。

小儿葫芦散

Xiao'er Hulu San

《中华人民共和国卫生部药品标准
中药成方制剂第八册》

【药物组成】橘红、茯苓、朱砂、鸡内金(炒)、天竺黄、僵蚕(麸炒)、半夏曲、琥珀、全蝎、天麻、川贝母、冰片、葫芦蛾。

【功能主治】化痰消食,镇惊祛风。用于痰喘咳嗽,脘腹胀满,胸膈不利,吐乳不食,小儿惊风。

【辨证要点】①咳嗽:痰热壅肺证,症见咳嗽气喘,咯痰黄稠而量多,胸闷,气喘息粗,甚则鼻翼煽动,或喉中痰鸣,烦躁不安,发热口渴,或咳吐脓血腥臭痰,胸痛,大便秘结,小便短赤,舌红苔黄腻,脉滑数;②食积:食滞胃肠证,脘腹胀满疼痛、拒按,厌食,嗳腐吞酸,或呕吐酸腐食物,吐后胀痛得减,或见肠鸣腹痛,泻下不爽,便臭如败卵,或大便秘结,舌苔厚腻,脉滑或沉实;③小儿惊风:外感惊风证,症见高热、抽风、昏迷,伴吐衄、发斑。

【剂型规格】散剂,每袋 0.3g。

【用法用量】口服。周岁以内一次 0.15g,1~3 岁一次 0.3g,4~6 岁一次 0.6g,一日 1~2 次。

【临床应用】用于支气管炎、肺炎、婴幼儿肺炎继发腹泻。①治疗小儿支气管炎 60 例:结果痊愈 30 例,显效 21 例,好转 9 例,无效 0 例[亚太传统医药,2014,10(7):105];②治疗喘息性支气管炎 104 例,随机分成对照组和治疗组。对照组给予常规对症治疗;治疗组在其基础上加服小儿葫芦散治疗。结果治疗组的总有效率高于对照组,治疗组临床症状消失时间及治疗时间显著短于对照组,差异有统计学意义[中国药业,2013,22(10):120];③治疗小儿肺炎 220 例,在常规治疗的基础上加服小儿葫芦散,结果痊愈 175 例,好转 36 例,无效 9 例,总有效率 95.9%[中国民间疗法,2011,19(11):41];④治疗婴幼儿肺炎继发腹泻 76 例,随机分为观察组和对照组。观察组采用小儿葫芦散口服,对照组采用思密达(蒙脱石散)口服。结果观察组有效率高于对照组,差异有统计学意义[包头医学院学报,2009,25(4):70]。

【不良反应】尚未见报道。

【注意事项】①本品含川贝母,不宜与川乌、草乌、附子配伍使用;②对本品过敏者禁用,过敏体质者慎用;③本品含有朱砂,不宜与碘化物、溴化物、硫酸亚铁、碳酸氢钠、巴比妥、含苯甲酸钠的药物如巴氏合剂以及用苯甲酸钠做防腐剂的制剂等同服,以免生成可溶性汞盐引起汞中毒;④由于朱砂为毒性药材,不宜久服、多服,宜中病即止,6个月以下小儿慎用;肝肾功能不全者慎用。

小儿麻甘颗粒

Xiao'er Magan Keli

《国家药品监督管理局单页标准(2002)》

【药物组成】石膏、麻黄、黄芩、桑白皮、紫苏子、苦杏仁、地骨皮、甘草。

【功能主治】平喘止咳,利咽祛痰。用于小儿肺炎喘咳,咽喉炎症。

【辨证要点】①喘咳:风热壅肺证,症见身热不解,咳逆气急,鼻煽,口渴,有汗或无汗,舌苔薄白或黄,脉滑而数者;②咽炎:外感痰热证,症见咽部不适,干、痒、胀,分泌物多而灼痛,易干呕,有异物感,咯之不出,吞之不下,声嘶、咽痛。

【剂型规格】颗粒剂,每袋2.5g。

【用法用量】口服。小儿1岁以下,一次0.8g,1~3岁,一次1.6g,4岁以上,一次2.5g;一日4次。

【临床应用】用于呼吸道感染、气管炎、支气管炎、毛细支气管炎、肺炎、咳嗽变异型哮喘。①治疗小儿毛细支气管炎82例,随机分为治疗组和对照组。对照组给予常规治疗,治疗组在其基础上加用小儿麻甘颗粒。结果治疗组的治愈率高于对照组,治疗组在咳嗽、呼吸困难、肺部啰音的缓解时间等方面均明显优于对照组,差异有统计学意义[中国药业,2016,25(2):116];②治疗小儿急性下呼吸道感染135例,随机分为治疗组和对照组。对照组给予常规治疗,治疗组在此基础上辅以小儿麻甘颗粒。结果治疗组主要症状、体征消失时间短于对照组，治疗组的总有效率高于对照组，差异有统计学意义［实用药物与临床，2008，11（5）：300］；③治疗儿童咳嗽变异哮喘95例，采用口服盐酸班布特罗片并加用小儿麻甘颗粒治疗。结果总有效率为95.7%［临床和实验医学杂志，2006，5（9）：1326］；④治疗小儿上呼吸道感染、气管炎、支气管炎、肺炎所致咳嗽362例，随机分为对照组和治疗组。对照组应用抗病毒和抗生素药物，治疗组在其基础上加用小儿麻甘颗粒。结果治疗组总有效率高于对照组，差异有统计学意义［内蒙古中医药，2009（12）：11］。

【不良反应】文献报道见腹泻，且1岁以下婴幼儿产生腹泻次数和例数较高［科技创新导报，2007（35）：194］。

【注意事项】①本品含麻黄，可兴奋神经，升高血压，故心脏病、高血压患者慎用，运动员慎用；②含甘草，不宜与海藻、大戟、甘遂、芫花同用；不宜与水杨酸衍生物（如阿司匹林）同用；③含石膏，不宜与洋地黄类强心苷、硝苯地平合用，会增强心脏毒性；石膏可与四环素族及异烟肼生成络合物，影响后者吸收；④含苦杏仁，不宜与麻醉、镇静止咳药如硫喷妥钠、可待因同用，否则会加重呼吸中枢抑制作用；⑤已有腹泻的基础疾病应尽量避免使用；⑥服用期间不宜同时服用滋补性中成药；⑦对本品过敏者禁用，过敏体质者慎用。

小儿化痰丸

Xiao'er Huatan Wan

《中华人民共和国卫生部药品标准
中药成方制剂第十五册》

【药物组成】天竺黄、天花粉、川贝母、天南星（制）、僵蚕、天麻、薄荷、桔梗、半夏（制）、石菖蒲、陈皮、朱砂。

【功能主治】散风化痰。用于小儿感冒风邪,咳嗽气急,身热痰壅。

【辨证要点】发热、咳嗽痰多:风热犯肺夹痰证。症见发热较重,微怕冷,无汗或微汗,头痛,打喷嚏,流浊涕,咳嗽痰多,气促喘重,咽喉肿痛,口渴,面赤唇红,大便干燥,舌红苔黄,脉滑数。

【剂型规格】水蜜丸,每丸重1g。

【用法用量】口服。周岁以内小儿一次半丸,3岁以下一次1丸,一日2次。

【临床应用】用于治疗小儿感冒痰壅。

【不良反应】尚未见报道。

【注意事项】①本品含有半夏、贝母、天花粉,不宜与乌头同用;②本品含有川贝母,与胃蛋白酶、乳酶生等酶制剂,士的宁、阿托品等生物碱类,金属盐类,碘及碘化物类等西药不宜联用;③对本品过敏者禁用,过敏体质者慎用;④服药期间忌食辛辣、生冷、油腻食物;⑤严格按照用法用量服用,不宜长期服用。

小儿清热化痰栓

Xiao'er Qingre Huatan Shuan

《中华人民共和国卫生部药品标准
中药成方制剂第十二册》

【药物组成】人工牛黄、水牛角、忍冬藤、连翘、黄芩苷、大黄、石膏、青礞石(煅)、平贝母、淡竹叶、甘草。

【功能主治】清热解毒,化痰止咳。用于痰热内盛、肺气下降引起的咳嗽喘息,痰黄稠黏,便秘溲赤,高热惊抽等。

【辨证要点】咳嗽、痰稠:痰热内扰证。症见咳嗽气喘,咯痰黄稠,发热口渴,烦躁不宁,失眠多梦,舌红苔黄腻,脉滑数。

【剂型规格】栓剂,每粒重 0.9g。

【用法用量】直肠给药。一次 1 粒,一日 2~3 次,塞入肛门内 2~2.5cm 处,或遵医嘱。

【临床应用】用于痰热咳喘。

【不良反应】尚未见报道。

【注意事项】①本品含平贝母,不宜与乌头类药同用,与胃蛋白酶、乳酶生等酶制剂,士的宁、阿托品等生物碱类,金属盐类,碘及碘化物类等西药不宜联用;②含有甘草,不宜与海藻、大戟、甘遂、芫花同用;③本品含石膏、青礞石,不宜与四环素族、异烟肼、芦丁、左旋多巴、泼尼松龙同用;④对本品过敏者禁用,过敏体质者慎用;⑤服药期间忌食辛辣、生冷、油腻食物;⑥严格按照用法用量服用,不宜长期服用。

小儿化痰止咳糖浆(颗粒)
Xiao'er Huatan Zhike Tangjiang(Keli)

《中华人民共和国卫生部药品标准
中药成方制剂第九册》

【药物组成】桔梗流浸膏,桑白皮流浸膏,吐根流浸膏,盐酸麻黄碱。

【功能主治】祛痰止咳。用于痰热壅肺所致的咳嗽、发热、咯痰。

【辨证要点】咳嗽、咯痰:痰热壅肺证。症见发热口渴,咳嗽气喘,吐痰黄稠,胸闷,舌红苔黄腻,脉滑数。

【剂型规格】糖浆剂,每瓶装 100ml。颗粒剂,每袋装 5g。

【用法用量】口服。糖浆剂,1~2 岁一次 2~3ml,2~5 岁一次 3~5ml,6~10 岁一次 5~10ml,一岁以内酌减,一日 3~4 次。颗粒剂,一岁一次半袋,2~5 岁一次 1 袋,6~10 岁一次 1~2 袋,一 1 岁以内依次递减或遵医嘱,一日 3 次。

【临床应用】用于小儿咳嗽,支气管炎。①治疗支气管炎患儿98例,随机分为A、B两组,每组49例。B组应用常规西药治疗,A组在B组治疗基础上应用化痰止咳颗粒治疗。结果A组总有效率为95.9%,B组总有效率为67.3%,A组患儿临床症状积分明显低于B组,两组间比较差异均有统计学意义[江西医药,2016,51(2):176];②治疗支气管炎所致咳嗽患儿100例,随机分为观察组和对照组,各50例,对照组给予西医常规治疗,观察组给予小儿化痰止咳颗粒治疗,结果观察组和对照组的临床总有效率分别为98%、82%,观察组临床症状积分改善情况明显优于对照组,两组间比较差异均有统计学意义[中国实用医药,2015,10(22):195]。

【不良反应】文献报道偶见过胃肠反应[江西医药,2016,51(2):176]。

【注意事项】①本品含盐酸麻黄碱,高血压患者慎用;②脾虚易腹泻者、心脏病患儿慎用;③婴儿及糖尿病患儿应在医师指导下服用;④对本品过敏者禁用,过敏体质者慎用;⑤服药期间忌食辛辣、生冷、油腻食物;⑥严格按照用法用量服用,不宜长期服用。

小儿宣肺止咳颗粒

Xiao'er Xuanfei Zhike Keli

《新药转正标准第31册》

【药物组成】麻黄、竹叶、防风、西南黄芩、桔梗、芥子、苦杏仁、葶苈子、马兰、黄芪、山药、山楂、甘草。

【功能主治】宣肺解表,清热化痰。用于小儿外感咳嗽,痰热壅肺所致的咳嗽痰多、痰黄黏稠、咳痰不爽。

【辨证要点】咳嗽:风寒犯肺、痰热壅肺证。症见发热、咳嗽气促、痰多黏稠、咽痛声哑,小便短黄,大便秘结,舌红苔黄腻,脉滑数。

【剂型规格】颗粒剂,每袋装 8g。

【用法用量】口服。一岁以内一次 1/3 袋,1~3 岁一次 2/3 袋,4~7 岁一次 1 袋,8~14 岁一次 1.5 袋,一日 3 次。

【临床应用】用于小儿咳嗽,支气管炎。①治疗毛细支气管炎患儿 93 例,随机分为治疗组 47 例和对照组 46 例,治疗组在对照组的常规治疗的基础上加用小儿宣肺止咳颗粒,结果治疗组和对照组的总有效率分别为 97.9%、91.3%,治疗组咳喘消失、肺部喘鸣音消失时间及住院时间明显短于对照组,两组间比较差异均有统计学意义[医学论坛,2007,28(12):85];②治疗小儿外感咳嗽(痰热证)患者 120 例,随机分为治疗组、对照组各 60 例,两组均常规给予阿莫西林,对照组加服自配制剂复方远志合剂,治疗组加服小儿宣肺止咳颗粒,结果总有效率治疗组为 93.33%,对照组为 88.34%,两组间比较差异均有统计学意义[河南中医,2004,24(9):47]。

【不良反应】尚未见报道。

【注意事项】①本品含有甘草,不宜与海藻、大戟、甘遂、芫花同用;②本品含麻黄,高血压患者慎用;③服药期间忌食辛辣、生冷、油腻食物;④风寒咳嗽者(喉痒咳嗽,痰白稀薄,发热无汗)不适用;⑤对本品过敏者禁用,过敏体质者慎用。

贝羚胶囊(散)

Beiling Jiaonang(San)

《中华人民共和国药典》2015 年版一部

【药物组成】川贝母、羚羊角、猪去氧胆酸、人工麝香、沉香、人工天竺黄(飞)、煅青礞石(飞)、硼砂(炒)。

【功能主治】清热化痰,止咳平喘。用于痰热阻肺,气喘咳嗽,症见发热烦躁,咳嗽喘促,气急鼻煽,喉间痰鸣,口唇发绀,面色红赤,大便干结,小便短黄,舌质红,舌苔黄。小儿肺炎、喘息性支气管炎及成人慢性支气管炎见上述证候者。

【辨证要点】①肺炎喘嗽:痰热闭肺证,症见发热面赤,喘息气促,咳嗽痰多,痰黏难咳,口苦作渴,烦躁不宁,大便干燥,小便黄赤,舌红苔黄,脉滑数;②哮喘:痰热壅盛证,症见气喘憋闷,呼吸困难,鼻翼煽动,胸高抬肩,喉中痰鸣,声达户外,舌红苔黄腻,脉洪滑数。

【剂型规格】胶囊剂,每粒装 0.3g。散剂,每瓶装 0.3g。

【用法用量】口服。胶囊剂一次 0.6g,一日 3 次,小儿一次 0.15~0.6g,周岁以内酌减,一日 2 次。散剂一次 1~3 岁 0.15g,4~6 岁 0.3g,7~10 岁 0.45g,11~14 岁 0.6g,一日 3 次。

【临床应用】用于急性支气管炎、小儿肺炎、肺癌。治疗急性支气管炎 11 例,慢性支气管炎 11 例,支气管哮喘 10 例,结果总有效率分别为 100%、81.8% 和 80.0%,对病人的发热、咳嗽、咳痰、喘息、啰音、哮喘音等症状有明显改善[中国中医药信息杂志,2001,8(7):66]。

【不良反应】文献报道偶见轻度腹泻[上海医药,2012,33(16):24]。

【注意事项】①本品含有川贝母,与胃蛋白酶、乳酶生等酶制剂,士的宁、阿托品等生物碱类,金属盐类,碘及碘化物类等西药不宜联用;不宜与乌头(川乌、附子、草乌)同用;②大便溏稀者不宜使用;③风寒咳喘、阴虚燥咳、肺虚咳喘者忌用;④肺炎喘嗽重症,出现心阳虚衰,脉微欲绝或内陷厥阴,壮热神昏当及时抢救;⑤服药期间忌食生冷、过甜、过咸之品;⑥对本品过敏者禁用,过敏体质者慎用。

金振口服液

Jinzhen Koufuye

《中华人民共和国药典》2015 年版一部

【药物组成】山羊角、平贝母、大黄、黄芩、人工牛黄、石膏、青礞石、甘草。

【功能主治】清热解毒,祛痰止咳。用于小儿痰热蕴肺所致的发热,咳嗽,咳吐黄痰,咳吐不爽,舌质红,苔黄腻。

【辨证要点】咳嗽:痰热蕴肺证。症见发热,咳嗽喘促,咳吐黄痰不爽,口干,小便短赤,大便干,舌红苔黄,脉滑数或浮数。

【剂型规格】口服液,每支装 10ml。

【用法用量】口服。6 个月 ~1 岁一次 5ml,一日 3 次;2~3 岁一次 10ml,一日 2 次;4~7 岁一次 10ml,一日 3 次;8~14 岁,一次 15ml,一日 3 次,疗程 5~7 天,或遵医嘱。

【临床应用】用于治疗小儿急性支气管炎、支气管肺炎。①治疗急性支气管炎患儿 80 例,随机分为对照组和治疗组各 40 例,两组均给予抗感染、吸氧、补液等治疗并辅以降温、止咳、平喘等常规治疗,治疗组在此基础上给予金振口服液进行治疗,结果总有效率对照组为 82%,治疗组为 98%,两组比较差异有统计学意义[现代中西医结合杂志,2010, 19(17):2141];②治疗支气管肺炎患儿 380 例,随机分为对照组和治疗组各 190 例,对照组给予常规的抗感染、止咳、平喘、雾化、氧疗等综合治疗,治疗组在此基础上给予金振口服液,结果总有效率对照组为 71.1%,治疗组为 82.6%,两组比较差异有统计学意义[中国实用医药,2009, 4(29):35];③治疗小儿由急性上呼吸道感染、气管支气管炎和轻型肺炎等引起的咳嗽、咳痰、喘息、发热鼻塞、流涕等症状有显著疗效,且安全性好、依从性高,是一种适用于儿童的祛痰止咳中成药[中国实用儿科杂志,2010,25(5):383]。

【不良反应】文献报道偶见服药后大便次数增多稀薄者,停药后可恢复[现代中西医结合杂志,2006,15(4):467]。

【注意事项】①本品含平贝母不宜与乌头类药同用,与胃蛋白酶、乳酶生等酶制剂,士的宁、阿托品等生物碱类,金属盐类,碘及碘化物类等西药不宜联用;②含有甘草,不宜与海藻、大戟、甘遂、芫花同用;③本品含石膏、青礞石,不宜与四环素族、异烟肼、芦丁、左旋多巴、泼尼松龙同用;④肺脾虚弱、风寒咳嗽、体虚久咳、大便溏泻者忌用;⑤对本品过敏者禁用,过敏体质者慎用;⑥服药期间忌食辛辣、油腻食品。

婴儿保肺宁散(胶囊)

Ying'er Baofeining San(Jiaonang)

《中华人民共和国卫生部药品标准
中药成方制剂第八册》

【药物组成】川贝母、橘红、姜半夏、百部、桔梗、紫苏梗、天竺黄、紫苏子(炒)、硼砂、石膏、滑石、朱砂、赭石、冰片。

【功能主治】清肺化痰,止咳降逆。用于肺热咳嗽,喘满痰盛,呕吐身热。

【辨证要点】咳嗽气喘:痰热壅肺证。症见发热口渴,咳嗽气喘,吐痰黄稠,胸闷,舌红苔黄腻,脉滑数。

【剂型规格】散剂,每袋装6.5g。胶囊剂,每粒装0.25g。

【用法用量】口服,一次0.5g,一日1次。

【临床应用】用于痰热咳喘。

【不良反应】尚未见报道。

【注意事项】①本品含贝母、半夏,不宜与乌头类同用,与胃蛋白酶、乳酶生等酶制剂,士的宁、阿托品等生物碱类,金属盐类,碘及碘化物类等西药不宜联用;②本品含石膏、滑石,不宜与四环素族、异烟肼、芦丁、左旋多巴、泼尼松龙同用;③本品含朱砂,不可与碘化物或溴化物同用;④不可长期服用,服用期间定期检查血、尿中汞离子浓度及肝肾功能;⑤对本品过敏者禁用,过敏体质者慎用;⑥服药期间忌食辛辣、生冷、油腻食物;⑦虚寒性咳嗽不宜服用。

解肌宁嗽丸(口服液、片)
Jieji Ningsou Wan(Koufuye、Pian)
《中华人民共和国药典》2015 年版一部

【药物组成】紫苏叶、前胡、葛根、苦杏仁、桔梗、半夏(制)、陈皮、浙贝母、天花粉、枳壳、茯苓、木香、玄参、甘草。

【功能主治】解表宣肺,止咳化痰。用于外感风寒、痰浊阻肺所致的小儿感冒发热、咳嗽痰多。

【辨证要点】①感冒:风寒袭表证,症见恶寒重,发热轻,头痛无汗,鼻流清涕,喷嚏,咽痛,舌淡红,苔薄白,脉浮;②咳嗽:外感风寒,痰湿内阻证,症见咳嗽痰稀,痰多色白,或伴恶寒发热,鼻塞流涕,舌淡红,苔薄白,脉浮。

【剂型规格】蜜丸,每丸重 3g。口服液,每支装 10ml。片剂,每片重 0.3g。

【用法用量】口服。丸剂,1 岁以内一次 1/2 丸,2~3 岁一次1 丸,一日 2 次。口服液,3 岁以内,一次 2~5ml,3~12 岁一次5~10ml,一日 3 次。片剂,1 岁以内一次 1 片,2~3 岁一次 2 片,一日 2 次。

【临床应用】用于小儿上呼吸道感染,支气管炎。

【不良反应】尚未见报道。

【注意事项】①本品含贝母、半夏、天花粉,不宜与乌头类同用,与胃蛋白酶、乳酶生等酶制剂,士的宁、阿托品等生物碱类,金属盐类,碘及碘化物类等西药不宜联用;②本品含有玄参,不宜与藜芦同用;③本品含甘草,不宜与海藻、大戟、甘遂、芫花同用;④本品主治外感风寒,痰浊阻肺所致的咳嗽,故痰热咳嗽者(咳嗽,痰色黄稠而难排出,甚或痰中带血,胸闷,口干,口苦,咽痛等)慎服;⑤对本品过敏者禁用,过敏体质者慎用。

鹭鸶咯丸

Lusika Wan

《中华人民共和国药典》2015 年版一部

【**药物组成**】麻黄,苦杏仁,石膏,细辛,炒紫苏子,炒白芥子,炒牛蒡子,瓜蒌皮,射干,青黛,蛤壳,天花粉,栀子(姜炙),甘草,人工牛黄。

【**功能主治**】宣肺,化痰,止咳。用于痰浊阻肺所致的顿咳、咳嗽,症见咳嗽阵作,痰鸣气促,咽干声哑。百日咳、急慢性支气管炎、肺炎见上述证候者。

【**辨证要点**】①顿咳:痰火阻肺证,症见咳嗽阵作,痉咳不已,痰鸣气促,咽红肿痛,伴有呕吐,胁痛,痰中带血,舌红苔白或黄,脉滑数;②咳嗽:痰热蕴肺证,症见咳嗽痰多,稠黏难咯,面赤唇红,烦躁不安,尿赤,便干,舌红苔黄,脉滑数。

【**剂型规格**】大蜜丸,每丸重 1.5g。

【**用法用量**】口服。一次 1 丸,一日 2 次。

【**临床应用**】用于治疗百日咳、急慢性支气管炎、肺炎及小儿咳喘。

【**不良反应**】尚未见报道。

【**注意事项**】①不能与地高辛、洋地黄等强心苷类药物合用;②本品含石膏、蛤壳,不宜与四环素族、异烟肼、芦丁、左旋多巴、泼尼松龙、磷酸盐、硫酸盐类西药、硝苯地平、硫酸镁、泰胃美(西咪替丁)同用[中国执业药师,2007(3):19];

③本品含细辛,不宜与藜芦同用,不宜长期过量服用;④本品含瓜蒌皮、天花粉,不宜与乌头类同用;⑤本品含甘草,不宜与海藻、大戟、甘遂、芫花同用;⑥本品含麻黄,高血压患者慎用;⑦风寒咳嗽、体虚久咳者忌用,体虚便溏者勿用;⑧对本品过敏者禁用,过敏体质者慎用;⑨服药期间饮食宜清淡,避免接触异味、煎炒、烟尘、辛辣等刺激食物。

第五章

积滞类药

积滞是指小儿内伤乳食、停滞中脘、食积不化、气滞不行所致的一种脾胃病证。临床以不思乳食、食而不化、腹部胀满、大便不调等症状为其特征。本病属西医学慢性消化功能紊乱。

病程久而不愈者；病情重、并发症多者；婴幼儿出现积滞者不适于自己选择用药，宜在医师指导下选择用药或去医院进行诊治。

本类药物主要有儿康宁糖浆、小儿七星茶颗粒（口服液）、小儿健脾丸、健儿消食口服液等。

七珍丸

Qizhen Wan

《中华人民共和国药典》2015年版一部

【药物组成】僵蚕（炒）、全蝎、人工麝香、朱砂、雄黄、胆南星、天竺黄、巴豆霜、寒食曲。

【功能主治】定惊豁痰，消积通便。用于小儿急惊风，身热、昏睡、气粗、烦躁，痰涎壅盛，停乳停食，大便秘结。

【辨证要点】积滞食滞内停证。症见厌食，呕吐，烦躁身热，大便干结，腹胀，口渴，舌质红，苔厚腻而黄，脉滑数。

【剂型规格】微丸，每200丸约重3g。

【用法用量】口服，小儿3~4个月，一次3丸；5~6个月，一次4~5丸；6个月至周岁，一次6~7丸；一日1~2次；周岁以上及体实者酌加用量,或遵医嘱。

【临床应用】用于小儿急惊风、小儿乳食积滞、便秘等。治疗小儿乳食积滞、痰火互结证302例,痊愈102例,显效38例,有效144例,无效18例,总有效率为94.04%[山西医科大学学报,2007,38(5):440]。

【不良反应】尚不明确。

【注意事项】 ①麻疹及久泄气虚患者忌服;②个别小儿服后有腹泻或腹中隐隐作痛现象,服药后3~5小时开始腹泻,2~3次后自行消失。本品含有雄黄、朱砂,不可过量、久服,肾病患者慎用;③雄黄主要成分为二硫化二砷,与亚铁盐、硝酸盐、硫酸盐同时服用毒性增加;④朱砂主要成分为硫化汞,可与碘化物、溴化物生成碘化汞或溴化汞,毒性增加;⑤含朱砂与雄黄不宜久服,服药期间定期检查血、尿中汞、砷离子浓度及肝、肾功能。

儿康宁糖浆

Erkangning Tangjiang

《中华人民共和国药典》2015年版一部

【药物组成】黄芪、党参、白术、茯苓、薏苡仁、山药、大枣、麦冬、制何首乌、焦山楂、炒麦芽、桑枝。

【功能主治】益气健脾,消食开胃。用于脾胃气虚所致的厌食,症见食欲不振、消化不良、面黄身瘦、大便稀溏。

【辨证要点】厌食脾气虚弱证。症见不思纳食,面色少华,精神不振,形体消瘦,食少便溏,夹杂不消化食物,舌淡,苔薄白,脉缓无力。

【剂型规格】糖浆剂,每支装10ml;每瓶装150ml。

【用法用量】口服,一次10ml,一日3次,20~30天为一疗程。

【临床应用】用于治疗小儿厌食症、失眠、健忘,还用于佐治小儿呼吸道感染,调控儿童哮喘缓解期免疫功能。①治疗小儿厌食症 30 例,临床控制 1 例,显效 10 例,好转 14 例,总有效率 83.3%［现代中医药,2008,28(3):54］;②佐治小儿呼吸道感染 56 例,有效 48 例,无效 16 例,总有效率 87%［现代中西医结合杂志,2009,18(5):502］;③对 32 例儿童哮喘缓解期免疫功能调控作用,治愈 11 例,显效 10 例,有效 7 例,总有效率 87.5%［吉林中医药,2005,25(10):8］。

【不良反应】有文献报道服用儿康宁导致过敏性紫癜［滨州医学院学报,2000,23(3):272］。

【注意事项】①本品益气健脾,为脾胃气虚厌食所设,若食积化热、胃阴不足(表现为大便干结,口渴喜饮,饥不欲食,伴有发热、舌质红,苔浅黄)所致厌食者不宜使用;②服药期间饮食宜易于消化,忌食生冷、油腻之物;③婴幼儿及糖尿病患儿应在医师指导下服用;④感冒时不宜服用;⑤长期厌食、体弱消瘦者,及腹胀重、腹泻次数增多者应去医院就诊;⑥服药 7 天症状无缓解,应去医院就诊;⑦对本品过敏者禁用,过敏体质者慎用;⑧儿童必须在成人监护下使用,如正在使用其他药品,使用本品前请咨询医师或药师。

小儿七星茶颗粒(口服液)
Xiao'er Qixingcha Keli(Koufuye)
《中华人民共和国药典》2015 年版一部

【药物组成】薏苡仁、稻芽、山楂、淡竹叶、钩藤、蝉蜕、甘草。

【功能主治】开胃消食,清热定惊。用于小儿积滞化热,消化不良,不思饮食,烦躁易惊,夜寐不安,大便不畅,小便短赤。

【辨证要点】积滞内停证。症见食欲不振,腹胀,腹痛,嗳腐吞酸,呕吐,身热烦躁,夜寐不安,口臭,大便不调,舌淡质红,苔黄腻,脉滑。

【剂型规格】颗粒剂,(1)每袋装 3.5g;(2)每袋装 7g。口服液,每支装 10ml。

【用法用量】颗粒剂,开水冲服,一次 3.5~7g,一日 3 次。口服液,一次 10~20ml,一日 2 次,婴儿酌减。

【临床应用】小儿消化不良,不思饮食,二便不畅,夜寐不安。

【不良反应】尚不明确。

【注意事项】①忌生冷油腻及不易消化食物;②婴幼儿及糖尿病患儿应在医师指导下服用;③长期厌食、体弱消瘦者,及腹胀重、腹泻次数增多者应去医院就诊;④服药 7 天症状无缓解,应去医院就诊;⑤对本品过敏者禁用,过敏体质者慎用;⑥本品含甘草,不宜与海藻、大戟、芫花、甘遂同用。

小儿化滞健脾丸
Xiao'er Huazhi Jianpi Wan
《国家中成药标准汇编口腔肿瘤儿科分册》

【药物组成】白术(土炒)、白芍(酒炒)、六神曲(炒)、莲子(去心炒)、泽泻、鸡内金(炒)、山药(麸炒)、茯苓(去皮)、炙甘草、山楂(炒)、芡实(炒)、使君子(炒)、陈皮。

【功能主治】健脾消食。用于宿食不消,不思饮食,面黄肌瘦,腹痛胀满,呕吐便溏。

【辨证要点】食积脾胃虚弱证。症见不思进食,精神不振,面色少华,苔薄白,脉缓无力。

【剂型规格】丸剂,每 10 丸重 2g。

【用法用量】口服,1~3 岁一次 2~5 丸,3~5 岁一次 5~8 丸,5~9 岁一次 8~15 丸,9 岁以上酌增,一日 2 次;饭后服用。

【临床应用】用于小儿厌食症。将 106 例门诊厌食症患儿随机分为观察组与对照组,每组各 53 例。观察组患儿服用小儿健脾丸进行治疗,对照组患儿服用乳酸菌素胶囊及吗丁啉(多潘立酮片)进行治疗,治疗3周后对比分析两组患儿的临床治疗效果。治疗3周后,53例门诊观察组患儿中,显效31例,有效18例,无效4例,总有效49例,总有效率约为92.45%;53例门诊对照组患儿中,显效17例,有效21例,无效15例,总有效38例,总有效率约为71.70%。观察组与对照组两组患儿临床治疗效果比较,差异有统计学意义($P<0.05$)[吉林医学,2011,32(33):7069]。

【不良反应】 尚不明确。

【注意事项】 忌饮茶。本品含甘草,不宜与海藻、大戟、芫花、甘遂同用。

小儿化滞散

Xiao'er Huazhi San

《中华人民共和国卫生部药品标准中药成方制剂第二册》

【药物组成】 山楂(炒)、麦芽(炒)、六神曲(麸炒)、槟榔(炒)、鸡内金(醋炙)、牵牛子(炒)、木香、砂仁、陈皮、熟大黄。

【功能主治】 健脾和胃,消食化滞。用于脾胃不和,伤食伤乳,呕吐腹痛,腹胀便秘。

【辨证要点】 积滞食滞肠胃证。症见食少,便秘,脘腹胀满,面黄肌瘦,舌苔腻,脉滑。

【剂型规格】 散剂,每瓶装3g。

【用法用量】 红糖水冲服,4~6岁一次3g,1~3岁一次1.5g,周岁以内酌减,一日2次。

【临床应用】 用于脾胃不和,伤食伤乳,呕吐腹痛,腹胀便秘。

【不良反应】 尚不明确。

【注意事项】 ①忌食生冷、油腻食物;②脾胃虚弱,食积不化,大便稀溏者不宜服用;③服用3天症状无改善或出现其他不良反应者,应及时就医;④对本品过敏者禁用,过敏体质者慎用;⑤本品性状发生改变时禁止使用。

小儿四症丸

Xiao'er Sizheng Wan

《中华人民共和国卫生部药品标准中药成方制剂第三册》

【药物组成】紫苏叶、广藿香、白术(麸炒)、茯苓、苍术、麦芽(炒)、陈皮、法半夏、厚朴(姜制)、泽泻、天花粉、六神曲(麸炒)、猪苓、山楂、白芷、砂仁、桔梗、滑石、琥珀、朱砂、木香。

【功能主治】健脾消导,止泻。用于小儿麦秋泄泻,呕吐腹痛,身热尿少。

【辨证要点】泄泻脾虚夹滞证。症见大便次数增多,质稀气臭,消化不良,面色萎黄,乳食少进,腹痛腹胀,睡眠不宁,肌肉消瘦,神疲倦怠,舌苔白腻,脉细而滑。

【剂型规格】丸剂,每丸重 3g。

【用法用量】口服,一次 1 丸,一日 2 次,周岁以内酌减。

【临床应用】用于小儿麦秋泄泻,呕吐腹痛,身热尿少。

【不良反应】尚不明确。

【注意事项】忌生冷油腻。

小儿百效片

Xiao'er Baixiao Pian

《中华人民共和国卫生部药品标准中药成方制剂第十五册》

【药物组成】羚羊角、水牛角浓缩粉、牛黄、冰片、薄荷脑、荆芥穗油、桔梗、川贝母、天竺黄、天花粉、大黄、雄黄、朱砂、玄参、麦冬、钩藤、连翘、甘草、陈皮、麦芽(焦)、六神曲(焦)、山楂

（焦）、柴胡、金银花、橘红、牛蒡子、僵蚕。

【功能主治】清热散风，健胃消食。用于感冒伤风，发热头痛，咽喉红肿，呕吐咳嗽，急热惊风，停食停乳，消化不良。

【辨证要点】感冒夹滞证。症见发热不退，脘腹胀满，不思饮食，呕吐酸腐，大便秘结，舌苔薄腻，脉滑。

【剂型规格】片剂，每片重 0.2g。

【用法用量】口服，一次 2~4 片，一日 2 次，周岁以内酌减。

【临床应用】用于感冒伤风，发热头痛，咽喉红肿，呕吐咳嗽，急热惊风，停食停乳，消化不良。

【不良反应】尚不明确。

【注意事项】①发热便泻者忌服；②本品含甘草，不宜与海藻、大戟、芫花、甘遂同用；③本品含朱砂，不宜久服。

小儿麦枣片

Xiao'er Maizao Pian

《国家中成药标准汇编口腔肿瘤儿科分册》

【药物组成】山药（炒）、大枣、山楂、麦芽（炒）。

【功能主治】健脾和胃，用于小儿脾胃虚弱，食积不化，食欲不振。

【辨证要点】食积脾胃虚弱证。症见不思进食，食欲不振，面色少华，苔薄白，脉缓无力。

【剂型规格】片剂，每片重 0.45g。

【用法用量】嚼服。3 岁内小儿一次 2 片；3~5 岁一次 3 片；5 岁以上一次 4 片；一日 3 次。

【临床应用】用于小儿脾胃虚弱，食积不化，食欲不振。

【不良反应】尚不明确。

【注意事项】①糖尿病患儿禁服；②忌食生冷、油腻及不易消化食物；③感冒时不宜服用；④长期厌食，体弱消瘦者，及腹胀重、腹泻次数增多者应去医院就诊；⑤服药 7 天症状无缓解，应去医院就诊；⑥对本品过敏者禁用，过敏体质者慎用。

小儿扶脾颗粒

Xiao'er Fupi Keli

《国家中成药标准汇编口腔肿瘤儿科分册》

【药物组成】 白术、陈皮、山楂、党参、莲子、茯苓。

【功能主治】 健脾胃，助消化。用于小儿脾胃气虚，消化不良，体质消瘦。

【辨证要点】 食积脾胃虚弱证。症见不思进食，食欲不振，面色少华，苔薄白，脉缓无力。

【剂型规格】 颗粒剂，每袋装 10g。

【用法用量】 开水冲服，一次 5~10g，一日 2~3 次；或遵医嘱。

【临床应用】 用于小儿畏食症。①对 118 例患有小儿畏食症患儿进行治疗及长期随访。结果：118 例患儿食欲及大便不调情况改善，体重明显增加［临床医药实践，2013，22（2）：93-94］。用于小儿厌食症；②对 260 例患有小儿厌食症的患者进行治疗，治疗组服用小儿扶脾颗粒，对照组服用健胃消食口服液；治疗组总有效率 95%，对照组总有效率 78.33%，治疗组的总有效率及痊愈率明显高于对照组（$P<0.01$）［实用医药杂志，2015（7）：627-628］。

【不良反应】 服用小儿扶脾颗粒导致急性荨麻疹 1 例［实用中医药杂志，2010，26（9）：657-657］。

【注意事项】 ①糖尿病患儿禁服；②忌食生冷、油腻及不易消化食物；③婴儿应在医师指导下服用；④感冒时不宜服用；⑤长期厌食，体弱消瘦者，及腹胀重、腹泻次数增多者应去医院就诊；⑥服药 7 天症状无缓解，应去医院就诊；⑦对本品过敏者禁用，过敏体质者慎用。

小儿参术健脾丸

Xiao'er Shenzhu Jianpi Wan

《中华人民共和国卫生部药品标准中药成方制剂第五册》

【药物组成】党参、白术（土炒）、甘草（蜜炙）、芡实（麸炒）、白扁豆（土炒）、山药（麸炒）、莲子肉（土炒）、陈皮、山楂（清炒）、六神曲（麸炒）、麦芽（清炒）、茯苓、薏苡仁（土炒）。

【功能主治】开胃，健脾，止泻。用于小儿脾胃虚弱，消化不良，面黄肌瘦，精神不振。

【辨证要点】泄泻脾虚夹滞证。症见泄泻，腹胀疼痛，面色萎黄，肌肉消瘦，不思乳食，面色少华，舌苔白腻，脉细而滑。

【剂型规格】丸剂，每丸重 3g。

【用法用量】口服，一次 1 丸，一日 2 次，3 岁以下小儿酌减。

【临床应用】治疗小儿腹泻［人人健康，2010（9）：34］。

【不良反应】尚不明确。

【注意事项】①服药期间忌食寒凉及不易消化食品；②服药期间伴有腹痛、发热、呕吐者应及时上医院就诊；③对本品过敏者禁用，过敏体质者慎用；④本品性状发生改变时禁止使用；⑤本品含甘草，不宜与海藻、大戟、芫花、甘遂同用。

小儿胃宝片

Xiao'er Weibao Pian

《中华人民共和国卫生部药品标准中药成方制剂第十二册》

【药物组成】山楂（炒）、山药（炒）、麦芽（炒）、六神曲（炒）、鸡蛋壳（焙）。

【功能主治】消食化积，健脾养胃，增进食欲，肥儿壮体。用于伤食伤乳,呕吐泄泻,脾虚胃弱,消化不良。

【辨证要点】积滞脾虚食滞证。症见面色萎黄,肌肉消瘦,不思乳食,呕吐酸腐,大便溏泄,舌苔白腻,脉细而滑,指纹青淡。

【剂型规格】片剂,每片重 0.5g。

【用法用量】口服,一次 2~3 片,一日 3 次,3 岁以上酌增。

【临床应用】治疗小儿消化不良。对 200 例消化不良的患者进行分组治疗,治疗组(小儿胃宝片)150 例,临床痊愈 35 例,显效 50 例,有效 50 例,无效 15 例,总有效率 90%;对照组(健胃消食片)50 例,临床痊愈 11 例,显效 16 例,有效 17 例,无效 6 例,总有效率 88%。两组比较差异无显著性($P > 0.05$)[中国中医药科技,2006,13(6):408]。

【不良反应】尚不明确。

【注意事项】①忌食生冷、辛辣食物;②便秘者慎用;③节制饮食,不要偏食;④服药一周后症状无明显改善或出现不良反应时应向医师咨询。

小儿复方鸡内金散

Xiao'er Fufang Jineijin San

《中华人民共和国卫生部药品标准中药成方制剂第十四册》

【药物组成】鸡内金、六神曲。

【功能主治】健脾开胃,消食化积,用于小儿因脾胃不和引起的食积胀满,饮食停滞,呕吐泄痢。

【辨证要点】积滞食滞肠胃证。症见食少,便秘,脘腹胀满,面黄肌瘦,舌苔腻,脉滑。

【剂型规格】散剂,每瓶装 2g。

【用法用量】口服,小儿一次 0.5g,每日 3 次,周岁以内酌减。

【临床应用】治疗小儿厌食症。对小儿厌食 26 例进行口服小儿复方鸡内金散治疗。结果经治疗痊愈 11 人,显效 7 人,有效 7 人,无效 1 人,总有效率 96.15%〔井冈山医专学报,2006,13(5):30-31〕。

【不良反应】服用小儿复方鸡内金散引起肌肉颤动 1 例〔中国医院药学杂志,2000,20(11):704〕。

【注意事项】①忌食生冷及油腻食物;②服药 2 周后症状未见好转,应及时去医院咨询医师;③对本品过敏者禁用,过敏体质者慎用。

小儿健脾丸

Xiao'er Jianpi Wan

《中华人民共和国卫生部药品标准中药成方制剂第二十册》

【药物组成】人参、白术(麸炒)、茯苓、甘草(蜜炙)、陈皮、法半夏、白扁豆(去皮)、山药、莲子(去心)、南山楂、桔梗、砂仁、六神曲(麸炒)、麦芽(炒)、玉竹。

【功能主治】健脾、和胃、化滞。用于小儿脾胃虚弱引起的消化不良,不思饮食,大便溏泻,体弱无力。

【辨证要点】厌食脾运失健证。症见不思纳食,食欲不振,腹胀,脘痞,面色少华,精神不振,形体消瘦食少便溏,夹杂不消化食物,大便酸臭,舌体胖嫩,苔薄白,脉弱。

【剂型规格】蜜丸,每丸重 3g。

【用法用量】口服。一次 2 丸,一日 3 次。

【临床应用】治疗小儿厌食症。将 106 例门诊厌食症患儿随机分为观察组与对照组,每组各 53 例。观察组患儿服用小儿健脾丸进行治疗,对照组患儿服用乳酸菌素胶囊及吗丁啉(多潘立酮片)进行治疗,治疗 3 周后对比分析两组患儿的临床治疗效果。结果:治疗 3 周后,53 例门诊观察组患儿中,显效 31 例,有效 18 例,无效 4 例,总有效 49 例,总有效率约为 92.45%;53 例门诊对照组患儿中,显效 17 例,有效 21 例,无效 15 例,总有效 38 例,总有效率约为 71.70%。观察组与对照组两组患儿临床治疗效果比较，差异有统计学意义（*P*<0.05）［吉林医学，2011（33）：7069］。

【不良反应】尚不明确。

【注意事项】①对于乳食内积，腹部胀实，吐泻酸臭，属实证者不用，实证表现为面赤，气粗，痰壅喘，满痞块症结，肿胀，腹痛，拒按，便秘溲赤，舌苔厚腻；②服药期间忌食生冷油腻，过敏体质者慎用；③治疗 7~10 天后症状未见改善者，应及时到医院咨询医师；④服用本药同时不宜喝茶和吃萝卜，不宜服用藜芦、五灵脂、皂荚或其制剂；⑤本品性状发生改变时禁止使用；⑥本品含甘草，不宜与海藻、大戟、芫花、甘遂同用。

小儿健脾散

Xiao'er Jianpi San

《中华人民共和国卫生部药品标准中药成方制剂第三册》

【药物组成】党参、石莲子、木香、广藿香、茯苓、黄芪、白扁豆（炒）、六神曲、白芷、甘草（蜜炙）。

【功能主治】益气健脾，和胃运中。用于脾胃虚弱，脘腹胀满，呕吐泄泻，不思饮食。

【辨证要点】疳证，脾胃气虚证。症见食欲不振，消化不良，腹满腹痛，大便溏薄，面黄肌瘦，舌苔白腻，脉细而滑。

【剂型规格】散剂，每袋装 1.5g。

【用法用量】口服，周岁小儿一次 1.5g，一日 2 次，周岁以下小儿酌减。

【临床应用】用于食欲不振。采用小儿健脾散治疗 43 例患者，显效 15 例（35%），有效 22 例（51%），无效 6 例（14%），总有效率 86%［临床医药文献电子杂志，2015（08）：1524］。

【不良反应】尚不明确。

【注意事项】①本品性状发生改变时禁止使用；②本品含

甘草,不宜与海藻、大戟、芫花、甘遂同用。

小儿疳积糖

Xiao'er Ganji Tang

《中华人民共和国卫生部药品标准中药成方制剂第二册》

【药物组成】葫芦茶、独脚金、槟榔、苦楝皮。

【功能主治】健胃消食,去积驱虫。用于小儿疳积,消瘦烦躁,食欲不振,夜睡不宁,腹胀呕吐。

【辨证要点】疳证食滞肠胃证。症见纳食减少,形体消瘦,面色不滑,舌苔薄腻,脉滑。

【剂型规格】颗粒剂,每包装 10g。

【用法用量】清晨和临睡前用开水冲服,2~4 岁一次 1/2 包。5 岁及 5 岁以上 1/2~1 包,一日 2 次。

【临床应用】用于小儿疳积,消瘦烦躁,食欲不振,夜睡不宁,腹胀呕吐。

【不良反应】尚不明确。

【注意事项】①忌食生冷油腻及不易消化食品;②婴儿应在医师指导下服用;③患儿如呕吐腹胀较重,或长期厌食,体弱消瘦者应到医院就诊;④本品不宜长期服用,服药 7 天症状无缓解,应去医院就诊;⑤对本品过敏者禁用,过敏体质者慎用;⑥本品性状发生改变时禁止使用。

小儿消食健胃丸

Xiao'er Xiaoshi Jianwei Wan

《中华人民共和国卫生部药品标准中药成方制剂第八册》

【药物组成】六神曲(麸炒)、山楂、莱菔子(炒)、茯苓、陈皮、连翘、枳壳(麸炒)、砂仁、广藿香、清半夏、厚朴(姜制)。

【功能主治】消食导积,化湿和胃。用于肉食积滞,胸脘痞满,腹胀时痛,嗳腐吞酸,苔厚恶食,大便泄泻。

【辨证要点】积滞脾虚食滞证。症见面色萎黄,肌肉消瘦,不思乳食,呕吐酸腐,大便溏泄,舌苔白腻,脉细而滑。

【剂型规格】丸剂,每丸重3g。

【用法用量】口服,一次1丸,一日2次;周岁以内酌减,3岁以上者可酌增。

【临床应用】用于脾胃虚证。用小儿消食健脾丸治疗38例患者,治疗效果被评定为显效的患者有19例,为有效的患者有9例,为无效的患者有10例,其治疗的总有效率为73.7%[当代医药论丛,2015,13(23):27-28]。

【不良反应】尚不明确。

【注意事项】虚寒泄泻者忌服。

小儿喜食颗粒

Xiao'er Xishi Keli

《国家中成药标准汇编口腔肿瘤儿科分册》

【药物组成】六神曲(炒)、枳壳(炒)、白术(炒)、山楂、稻芽(炒)、麦芽(炒)。

【功能主治】健脾,消食,化积。用于治疗小儿单纯性消化不良,食欲不振及消化不良引起的腹泻。

【辨证要点】积滞食滞肠胃证。症见食少,便秘,脘腹胀满,面黄肌瘦,舌苔腻,脉滑。

【剂型规格】颗粒剂,每袋装10g。

【用法用量】开水冲服,1~5岁一次5g,5岁以上一次10g,周岁以内酌减;一日3次。

【临床应用】治疗小儿厌食症。①将172例小儿厌食症患者随机分为两组,治疗组 90 例用小儿喜食颗粒治疗,对照组 82 例用儿康宁口服液治疗,7 日为 1 个疗程;治疗组与对照组有效率分别为 95.60% 和 81.71%,治疗组优于对照组,差异有统计学意义($P<0.05$)[中国儿科杂志, 2009, 5(5): 26-28];②小儿厌食症患儿 120 例,按就诊顺序随机分为治疗组和对照组各 60 例,治疗组给予小儿喜食颗粒治疗,对照组给予金双歧(双歧杆菌乳杆菌三联活菌片)、葡萄糖酸锌口服液治疗,观察两组临床疗效。结果总有效率治疗组 96.7%,对照组 66.7%,两组比较差异有统计学意义($P<0.05$)[社区医学杂志, 2012, 10(17): 21-22]。

【不良反应】尚不明确。

【注意事项】①忌食生冷油腻及不易消化食物;②婴儿应在医师指导下服用;③感冒时不宜服用;④长期厌食,体弱消瘦者,及腹胀重、腹泻次数增多者应去医院就诊;⑤服药 3 天症状无缓解,应去医院就诊;⑥对本品过敏者禁用,过敏体质者慎用;⑦本品性状发生改变时禁止使用。

小儿增食丸

Xiao'er Zengshi Wan

《中华人民共和国卫生部药品标准中药成方制剂第十九册》

【药物组成】焦山楂、焦神曲、焦麦芽、焦槟榔、黄芩、化橘红、砂仁、枳壳(麸炒)、代代花、鸡内金(炒)、莱菔子(炒)。

【功能主治】消食化滞,健脾和胃。用于食欲不振,停食停乳,嗳气胀满,消化不良。

【辨证要点】积滞脾虚食滞证。症见面色萎黄,肌肉消瘦,不思乳食,呕吐酸腐,大便溏泄,舌苔白腻,脉细而滑,指纹青淡。

【剂型规格】丸剂,每丸重 3g。

【用法用量】口服,周岁以内半丸;1~3岁1丸;3~7岁1.5丸;7~12岁2丸;一日2~3次。

【临床应用】用于食欲不振,停食停乳,嗳气胀满,消化不良。

【不良反应】尚不明确。

【注意事项】①忌食肥甘油腻不易消化的食物;②服药3日后症状加重者应及时去医院咨询医师;③脾胃虚弱、大便稀薄次多者慎用;④对本品过敏者禁用,过敏体质者慎用;⑤本品性状发生改变时禁止使用。

小儿增食片

Xiao'er Zengshi Pian

《中华人民共和国卫生部药品标准中药成方制剂第二十册》

【药物组成】茯苓、三棱、陈皮、山楂、麦芽、六神曲、肉豆蔻、香附、枳壳、槟榔、大黄、甘草。

【功能主治】消食导滞,增进食欲。用于小儿厌食、偏食,面黄肌瘦,便干,食积等症。

【辨证要点】厌食脾运失健证。症见不思纳食,食欲不振,面色少华,肌肉消瘦,精神不振,苔薄白,脉弱。

【剂型规格】片剂,每片重0.25g。

【用法用量】咀嚼口服,1~3岁,一次1片,4~13岁,一次2片,一日3次。

【临床应用】用于小儿厌食、偏食,面黄肌瘦,便干,食积等症。

【不良反应】尚不明确。

【注意事项】①忌食生冷油腻及不易消化食品;②婴幼儿应在医师指导下应用;③本品适用于乳食积滞所致的厌食、偏食。长期厌食、体弱消瘦或脾虚便溏者不宜服用;④服药后大便次数增多(超过3次)且稀薄者应停服;⑤严格按照用法用量服用,服药7天症状无缓解,应去医院就诊;⑥本品不宜长期服用;⑦对本品过敏者禁用,过敏体质者慎用;⑧本品性状发生改变时禁止使用;⑨本品含甘草,不宜与海藻、大戟、芫花、甘遂同用。

启脾丸

Qipi Wan

《中华人民共和国药典》2015年版一部

【药物组成】人参、炒白术、茯苓、甘草、陈皮、山药、莲子(炒)、炒山楂、六神曲(炒)、炒麦芽、泽泻。

【功能主治】健脾和胃。用于脾胃虚弱,消化不良,腹胀便溏。

【辨证要点】疳证,脾胃气虚证。症见食欲不振,消化不良,腹胀腹痛,大便溏薄,舌苔白腻,脉细而滑。

【剂型规格】①小蜜丸,每100丸重20g;②大蜜丸,每丸重3g。

【用法用量】口服,小蜜丸一次3g(15丸),大蜜丸一次1丸,一日2~3次;3岁以内小儿酌减。

【临床应用】主要用于小儿泄泻、慢性肠胃炎、寄生虫病、小儿厌食症等;①治疗小儿地图舌40例,治愈30例,好转8例,无效2例,总有效率95%[宁夏医学院学报,2003,25(5):378];②治疗小儿厌食症。

【不良反应】尚不明确。

【注意事项】①泄泻腹痛、泻下急迫、肛门灼热之湿热泄泻,喜温怕凉、下利清谷或五更泄泻之虚寒冷泻不宜单用本品;②忌食生冷、油腻等不易消化食品;③感冒时不宜服用;④长期厌食、体弱消瘦者,及腹胀重、腹泻次数增多者应去医院就诊;⑤服药7天症状无缓解,应去医院就诊;⑥对本品过敏者禁用,过敏体质者慎用;⑦本品性状发生改变时禁止使用;⑧本品含人参,不宜与藜芦、五灵脂同用;⑨本品含甘草,不宜与海藻、大戟、芫花、甘遂同用。

香苏调胃片

Xiangsu Tiaowei Pian

《中华人民共和国药典》2015年版一部

【**药物组成**】广藿香、香薷、紫苏叶、木香、姜厚朴、砂仁、麸炒枳壳、陈皮、茯苓、炒山楂、炒麦芽、白扁豆(去皮)、葛根、甘草、六神曲(麸炒)、生姜。

【**功能主治**】解表和中,健胃化滞。用于胃肠积滞,外感时邪所致的身热体倦,饮食少进,呕吐乳食,腹胀便泻,小便不利。

【**辨证要点**】感冒夹积证。症见恶寒发热,鼻塞流涕,脘腹胀满,不思乳食,呕吐,泄泻,气味酸馊。舌苔薄腻,脉浮滑,指纹浮滞。

【**剂型规格**】片剂(糖衣),片心重0.2g。

【**用法用量**】口服,周岁以内一次1~2片,1~3岁一次2~3片,3岁以上一次3~5片,一日2次,温开水送下。

【**临床应用**】用于治疗小儿消化不良、胃肠型感冒、急慢性胃肠炎、消化性溃疡。

【**不良反应**】尚不明确。

【**注意事项**】①风热感冒或内热甚者不宜服用,表现为发热重、微恶风、头胀痛、有汗、咽喉红肿疼痛、咳嗽、痰黏或黄、鼻塞黄涕、口渴喜饮;②本品不适用于大便水样,腹泻频繁者。食积无表证者(即为无怕冷、发热、头痛、身痛、鼻塞、无汗、脉浮等)慎用;③服药期间忌生冷、辛辣、油腻性食物;④本品含甘草,不宜与海藻、大戟、芫花、甘遂同用。

复方鹧鸪菜散

Fufang Zhegucai San

《中华人民共和国卫生部药品标准中药成方制剂第十九册》

【药物组成】鹧鸪菜、盐酸左旋咪唑。

【功能主治】驱虫消积。用于小儿蛔虫病。

【辨证要点】虫积脾胃虚弱,虫积肠腑证。症见饮食不振,大便不调,腹痛时作,腹内有条索状物,面色萎黄,精神疲倦,大便下虫,舌淡,苔薄,脉弱。

【剂型规格】散剂,每袋装 0.3g。

【用法用量】口服,早晨空腹时用温开水或糖水调服。1 岁一次 0.3g,2~3 岁一次 0.45g,4~6 岁一次 0.6g,7~9 岁一次 0.9g,10~14 岁一次 1.2g,14 岁以上一次 1.5g,一日 1 次,连服 3 日。

【临床应用】用于蛔虫症,胆道蛔虫症。

【不良反应】尚不明确。

【注意事项】尚不明确。

保赤散

Baochi San

《中华人民共和国药典》2015 年版一部

【药物组成】六神曲(炒)、巴豆霜、天南星(制)、朱砂。

【功能主治】消食导滞,化痰镇惊。用于小儿冷积,停乳停食,大便秘结,腹部胀满,痰多。

【辨证要点】积滞痰食阻滞,郁而化热证。症见纳食减退,呕吐酸腐乳食,腹胀便秘或痰涎壅盛,烦躁多啼,惊惕不安,舌质红,苔厚腻而黄,脉滑数。

【剂型规格】散剂,每瓶装 0.09g。

【用法用量】口服,小儿 6 个月至 1 岁一次 0.09g,2~4 岁一次 0.18g。

【临床应用】治疗小儿腹泻。

【不良反应】尚不明确。

【注意事项】①本品含有毒性药物,中病即止,不可过量、久服;②感冒、泄泻、身体虚弱或疹后泻痢者忌服;③服药期间忌食生冷、油腻及不易消化之物。

健儿乐颗粒

Jian'erle Keli

《中华人民共和国药典》2015 年版一部

【药物组成】山楂、竹心、钩藤、白芍、甜叶菊、鸡内金。

【功能主治】健脾消食,清心安神。用于脾失健运,心肝热盛所致厌食、夜啼。症见纳呆食少、消化不良、夜惊夜啼、夜眠不宁。

【辨证要点】①厌食脾失健运证,症见乳食减少,甚或拒食,面色少华,形体偏瘦,舌苔薄白,脉滑;②夜啼热扰心经证,症见夜寐啼哭,烦躁不安,小便短赤,舌尖红,苔黄,指纹红紫。

【剂型规格】颗粒剂,每袋装 10g。

【用法用量】口服。3 岁以下一次 5g,一日 2 次;3~6 岁一次 10g,一日 2 次;7~12 岁一次 10g,一日 3 次。

【临床应用】用于小儿消化不良、夜眠不宁等。

【不良反应】尚不明确。

【注意事项】①本品主含山楂,不宜与磺胺类药物、呋喃妥因、利福平、阿司匹林、吲哚美辛合用,会增强毒副作用;②本品含白芍,不宜与藜芦同用;③本品健脾消食,清心安神,为脾虚食滞所致厌食及心经积热夜啼所设,若脾胃虚寒(症见胃痛隐隐、喜温喜按、空腹痛甚、得食则缓等)所致厌食、夜啼者重者忌用;④服药期间,饮食宜清淡,不宜食辛辣厚味之品。要建立良好的饮食习惯,少食零食,克服偏食,合理进膳。

健儿消食口服液

Jian'er Xiaoshi Koufuye

《中华人民共和国药典》2015 年版一部

【**药物组成**】黄芪、炒白术、陈皮、麦冬、黄芩、炒山楂、炒莱菔子。

【**功能主治**】健脾益胃,理气消食。用于小儿饮食不节损伤脾胃引起的纳呆食少、脘胀腹满、手足心热、自汗乏力、大便不调,以致厌食、恶食。

【**辨证要点**】厌食脾胃虚弱证。症见纳呆食少,面色萎黄,脘腹胀满,容易出汗,舌苔薄白,脉弱无力。

【**剂型规格**】口服液,每支 10ml。

【**用法用量**】口服。3 岁以内一次 5~10ml,3 岁以上一次 10~20ml;一日 2 次,用时摇匀。

【**临床应用**】用于小儿厌食症、小儿消化不良。治疗小儿厌食症 84 例,痊愈 26 例,显效 33 例,有效 16 例,无效 9 例,总有效率为 89.3%[江西医药,2009,44(8):789]。

【**不良反应**】尚不明确。

【**注意事项**】①本品为健脾益胃,理气消食实热积滞所设,若属胃阴不足(症见皮肤干燥、大便干燥、口渴喜饮、饥不欲食等)者慎用;②服药期间应调节饮食,纠正不良饮食习惯,建立有规律的生活习惯。

健儿素颗粒

Jian'ersu Keli

【药物组成】党参、白术（炒）、薏苡仁、南沙参、麦冬、白芍、谷芽（炒）、诃子。

【功能主治】益气健脾，和胃运中。

【辨证要点】疳证，脾胃气虚证。症见食欲不振、消化不良、腹满腹痛、大便溏薄，面黄肌瘦，舌苔白腻，脉细而滑。

【剂型规格】颗粒剂，每袋装 10g。

【用法用量】开水冲服。一次 10~15g，一日 3 次。

【临床应用】用于小儿消化功能紊乱、小儿营养不良。治疗小儿腹泻，将腹泻患儿 120 例随机分成治疗组［健儿素颗粒联合思密达（蒙脱石散）］和对照组（思密达），治疗组患儿在退热时间、止吐时间、止泻时间以及纠正脱水时间上都远小于对照组患儿，两组结果差异具有统计学意义（$P<0.05$）。治疗组患儿经治疗后，32 例康复，有效患者为 33 例，无效有 4 例，其总有效率为 93.33%；对照组患儿有 15 例痊愈，有效患者数为 31 例，无效的为 14 例，总有效率为 76.67%，两组结果差异具有统计学意义（$P<0.05$）［临床研究，2016, 24（4）：106–107］。

【不良反应】尚不明确。

【注意事项】本品对脾胃虚弱，气液耗伤所致的积疳重症不宜服用。

健儿散

Jian'er San

《中华人民共和国卫生部药品标准中药成方制剂第十四册》

【**药物组成**】山药、川明参、鸡内金、薏苡仁、稻芽、麦芽。

【**功能主治**】健胃,养胃,消积。用于小儿厌食症。

【**辨证要点**】小儿厌食症。症见呕吐、食欲不振、腹泻、便秘、腹胀、腹痛及便血等。

【**剂型规格**】颗粒剂,每袋装 5.5g。

【**用法用量**】用水调服。3 岁以下小儿,一次半袋,一日 2 次;4~6 岁,一次半袋,一日 3 次;7~12 岁,一次 1 袋,一日 2 次。

【**临床应用**】用于小儿厌食症。

【**不良反应**】尚不明确。

【**注意事项**】①本品含川明参,不宜与藜芦同用;②患儿平时应少吃巧克力及带颜色的饮料,忌油腻、厚味及不易消化的食物;③对本品过敏者忌用。

消食退热糖浆

Xiaoshi Tuire Tangjiang

《中华人民共和国药典》2015 年版一部

【**药物组成**】柴胡、黄芩、知母、青蒿、槟榔、厚朴、水牛角浓缩粉、牡丹皮、荆芥穗、大黄。

【**功能主治**】清热解毒,消食通便。用于小儿外感时邪、内兼食滞所致的感冒,症见高热不退、脘腹胀满、大便不畅;上呼吸道感染、急性胃肠炎见上述证候者。

【**辨证要点**】感冒挟滞证。症见发热不退,脘腹胀满,不思饮食,呕吐酸腐,大便酸臭,或腹痛泄泻,大便秘结,舌苔薄腻,脉滑,指纹浮滞。

【剂型规格】糖浆剂,每瓶装(1)60ml;(2)100ml;(3)120ml。

【用法用量】口服。1 岁以内一次 5ml,1~3 岁一次 10ml,4~6 岁一次 15ml,7~10 岁一次 20ml,10 岁以上一次 25ml,一日2~3 次。

【临床应用】用于小儿感冒、上呼吸道感染、急性胃肠炎等。

【不良反应】尚不明确。

【注意事项】同第 36 页"消食退热糖浆"。

婴儿安片
Ying'er'an Pian
《中华人民共和国卫生部药品标准中药成方制剂第三册》

【药物组成】鸡内金(醋炒)、清半夏、川贝母、天竺黄、陈皮、钩藤、天麻、朱砂、琥珀。

【功能主治】退热、止咳祛痰、消食导滞、祛风镇惊。适用于小儿发热或不发热、咳嗽、痰鸣、咳吐不畅、纳少腹胀,烦急惊厥等症。小儿上呼吸道感染,肺炎、支气管炎症偏痰热蕴肺者以及厌食积滞、惊风等。

【辨证要点】积滞痰食阻滞,郁而化热证。症见纳食减退,呕吐酸馊乳食,腹胀便秘或痰涎壅盛,烦躁多啼、惊惕不安,舌质红,苔厚腻而黄,脉浮数。

【剂型规格】片剂,每片重 0.32g。

【用法用量】口服,不满 1 岁一次 1/2 片,1~3 岁一次 1 片,4~7 岁一次 2 片,8~12 岁一次 3 片,每晚服一次。

【临床应用】小儿发热,咳嗽,食水不化,痰热惊风。

【不良反应】尚不明确。

【注意事项】①忌食生冷、油腻物;②含川贝母、半夏,不宜与乌头类配伍使用；③含朱砂，不宜久服。

婴儿健脾散

Ying'er Jianpi San

《国家药品监督管理局单页标准（2000）》

【药物组成】白扁豆（炒）、山药、白术（炒）、鸡内金（炒）、川贝母、木香（炒）、碳酸氢钠、人工牛黄。

【功能主治】健脾，消食，止泻。用于消化不良，乳食不进，腹痛腹泻。

【辨证要点】泄泻脾虚挟滞证。症见大便次数增多，质稀气臭，消化不良，面色萎黄，乳食少进，腹痛腹胀，睡眠不宁，肌肉消瘦，神疲倦怠，舌苔白腻，脉细而滑。

【剂型规格】散剂，每袋装 0.5g。

【用法用量】口服。1~3 岁一次 1~0.5g，周岁以内一次 0.25g，一日 2 次。

【临床应用】①泄泻；②脾虚挟滞者，如婴儿非感染性腹泻；③小儿呼吸道感染。观察 RRST 病例共 57 例，用随机法分为治疗组 32 例采用婴儿健脾散，对照组 25 例不用药；两组疗效比较差异有高度统计学意义（$P<0.01$），治疗 RRST 疗效显著［陕西中医，2010，3（31）：308–309］。

【不良反应】尚不明确。

【注意事项】①忌生冷油腻及不易消化食物；②婴儿及糖尿病患儿应在医师指导下服用。如正在使用其他药品，使用本品前请咨询医师或药师；③感冒时不宜服用；④长期厌食、体弱消瘦者，及腹胀重、腹泻次数增多者应去医院就诊；⑤本品适用于大便次数增多，粪质稀气臭，含有未消化之物，乳食少进的患儿；⑥服用本品时可用温开水调成羹状后服用；⑦服药 7 天症状无缓解，应去医院就诊；⑧对本品过敏者禁用，过敏体质者慎用；

⑨含川贝母,不宜与乌头类配伍使用。

婴儿消食散

Ying'er Xiaoshi San

《中华人民共和国卫生部药品标准中药成方制剂第七册》

【**药物组成**】红参、大黄、槟榔、使君子仁、榧子、麦芽(炒)、三棱(醋制)、枳实(炒)、莪术(醋制)、山楂、牵牛子(炒)、胡黄连、鸡内金(炒)、芦荟、朱砂、冰片。

【**功能主治**】消食健脾。用于小儿停食伤乳,消化不良,腹胀腹痛,停滞作泻食火疳积。

【**辨证要点**】疳证,脾胃气虚证。症见面色萎黄,不思乳食,消化不良,脘腹胀满,大便不调,舌苔白腻,脉细而滑。

【**剂型规格**】散剂,每袋装2g。

【**用法用量**】口服,1~2岁一次1/4包,2~4岁一次半包,5~7岁一次一包,一日2次。

【**临床应用**】用于小儿饮食停滞,腹胀便难,虫积疳积,食欲不振等,近年来将本散减小剂量用于婴幼儿,加大剂量用于老年人,都取得了较好的疗效。

【**不良反应**】尚不明确。

【**注意事项**】①脾胃虚弱无积滞者忌用;②本品含红参,不宜与藜芦、五灵脂同用;③本品含朱砂,不宜久服。

婴儿平散

Ying'erping San

【**药物组成**】甘草、天花粉、苦杏仁(炒)、薄荷叶、天南星(制)、黄芩、山楂、茯苓、六神曲(麸炒)、陈皮、麦芽(炒)、广藿香、猪苓、厚朴(姜制)、槟榔、防风、天竺黄、琥珀、朱砂、巴豆霜。

【功能主治】消食化积、健脾止泻。用于发热咳嗽，口臭舌干，消化不良，呕吐腹泻，腹胀腹痛，大便秘结。

【辨证要点】①积滞脾虚食滞证，症见面色萎黄，肌肉消瘦，不思乳食，呕吐酸腐，大便溏泄，舌苔白腻，脉细而滑；②泄泻脾虚夹滞证，症见泄泻，腹胀疼痛，面色萎黄，肌肉消瘦，不思乳食。

【剂型规格】散剂，每袋装 0.2g。

【用法用量】口服，初生婴儿至 2 岁一次 0.2g，3~5 岁一次 0.4g，一日 1 次。

【临床应用】用于婴幼儿发热咳嗽，口臭舌干，消化不良，呕吐腹泻，腹胀腹痛，大便秘结。

【不良反应】尚不明确。

【注意事项】①本品含毒、剧药，不可多服；②本品含甘草，不宜与海藻、大戟、芫花、甘遂同用；③本品含天花粉，不宜与乌头类同用。

稚儿灵颗粒

Zhi'erling Keli

【药物组成】党参、白术、茯苓、甘草、山药、扁豆。

【功能主治】益气健脾，补肾强身。用于小儿先天不足，或久病失于调养，脾肾阳虚诸证。

【辨证要点】气血虚弱，脾肾阳虚诸证。症见腹泻、便秘、虚劳、泄泻、痢疾、水肿、鼓胀、肾风，以及西医的慢性肠胃炎、慢性肾炎、慢性肾功能衰竭等疾病。

【剂型规格】颗粒剂，每袋装 9g。

【用法用量】口服。一次 9~15g，一日 2 次，空腹温开水送服。

【临床应用】用于治疗小儿脾胃虚弱之厌食症，消化不良，小儿病后体虚,小儿疳积等。口服稚儿灵膏滋治疗小儿厌食症60例,治疗8周后,所有患儿的厌食症状均有不同程度的好转。患儿的食欲均明显增加,体重平均增加(0.35±0.1)kg,部分大便干结患儿服药后排便改善,临床治疗总有效率为83.3%。治疗后患儿的血红蛋白(Hb)含量、红细胞计数、D-木糖排泄率和尿淀粉酶均有增高[中外医学研究,2010,8(2):79]。

【不良反应】文献报道偶见过敏性皮疹。

【注意事项】①本品含党参,不宜与藜芦同用;②含甘草,不宜与海藻、大戟、甘遂、芫花同用;③禁生冷油腻。

第六章

胃脘痛类药

本类药物用于胃脘痛,或兼有脘腹胀痛、痞闷、纳呆、嗳气吞酸、大便失调等一类病症。胃脘痛除了以上胃脘部疼痛为主要症状外,根据不同兼症,胃脘痛可分为以下类型:①寒邪客胃型,表现为胃脘疼痛,受寒加剧,得暖则疼痛缓解;②湿热中阻型,表现为脘腹胀满或灼热疼痛,口苦口干,纳呆恶心,大便秘结;③肝气犯胃型,表现为胃脘胀闷疼痛,嗳气频频,或两胁胀满疼痛;④瘀血停滞型,表现为胃脘疼痛,痛有定处而拒按,或痛有针刺感;⑤胃阴不足型,表现为胃脘隐隐灼痛,或伴五心烦热,口燥咽干,消瘦乏力;⑥脾胃虚寒型,表现为胃痛隐隐,喜温喜按,空腹痛甚,得食痛减,伴有纳呆神疲,大便溏薄等。

胃脘痛可见于多种疾病,急性胃炎、慢性胃炎、胃及十二指肠溃疡、胃肠神经官能症等,可辨证选用本类药物。胃癌患者虽可见有胃痛症状,但应选用治疗胃癌专用药物。

本类药物主要有丁桂散、小儿暖脐膏等。

丁桂散

Dinggui San

【药物组成】丁香、肉桂。

【功能主治】温经散寒,行气止痛。主治阴症肿疡,跌打伤痛,胃脘冷痛,腹痛泄泻。

【辨证要点】胃痛中焦寒凝气滞证。症见脘腹冷痛,大便

123

稀溏,呕吐呕逆等。舌淡苔白,脉沉弦。

【剂型规格】散剂。

【用法用量】口服。一次 1~3 岁 0.2g,4~6 岁 0.4g,7~9 岁 0.6g, 10~14 岁 1g,一日 2~3 次外用。药粉少许置于膏药中,贴敷脐部或患处。

【临床应用】胃痛、腹痛寒凝气滞证,如用于胃及十二指肠溃疡等。治疗慢性溃疡患者 60 例,随机分为 30 例对照组及 30 组观察组,对照组治愈 5 例,有效 21 例,无效 4 例,总有效率 86.7%;观察组治愈 24 例,有效 6 例,总有效率 100%($P<0.01$)[齐齐哈尔医学院学报,2008,29(1):80]。

【不良反应】尚不明确。

【注意事项】对湿热中阻症不宜使用。

小儿暖脐膏

Xiao'er Nuanqi Gao

《中华人民共和国卫生部药品标准中药成方制剂第二册》

【药物组成】肉桂、干姜、茴香、白胡椒、吴茱萸、橘核、荔枝核、川楝子、麝香、食用植物油、樟丹。

【功能主治】散寒止痛。用于小儿胎寒,肚腹疼痛,积聚痞块,疝气偏坠,虚寒泄痢,胃寒腹胀。

【辨证要点】泄泻虚寒气滞证。症见面色苍白,四肢不温,口鼻气凉,喜温微寒,腹痛喜按,泄泻,或阴囊肿硬而冷,舌苔白,脉沉弦或沉细。

【剂型规格】硬膏剂。每张净重 5g。

【用法用量】外用。加温软化,贴于肚脐上,未满月小儿贴脐下。

【临床应用】治疗小儿腹泻。将 60 例迁延性腹泻患儿随机分为两组,对照组 30 例口服加味七味白术散治疗,观察组 30 例在对照组治疗的基础上配合暖脐膏敷脐治疗，观察组总有效率90.00%（27/30），对照组总有效率86.67%（26/30）。两组总有效率比较，差异无统计学意义（$P>0.05$）。观察组止泻时间（42.77±20.65）小时，对照组止泻时间（60.20±25.69）小时，两组比较差异有统计学意义（$P<0.05$）[中国中西医结合儿科学，2014，6（6）：559–561]。

【不良反应】尚不明确。

【注意事项】本品对湿热中阻腹痛、泄泻者不宜使用。

第七章

呕 吐 类 药

　　本类药物用于小儿呕吐病症。呕吐多为小儿感受外邪、侵犯胃腑、胃失和降，或小儿饮食过量，多食生冷、辛辣、甘肥及不洁食物，或小儿脾胃虚弱，不能盛受水谷、化生精微所致。常见有呕吐、吞酸、恶心、嗳气、脘腹胀满痞闷、厌食、大便或溏或结等症状。小儿消化不良、呕吐、腹泻等可选用本类药物治疗。

　　本类药物有小儿磨积片、小儿吐泻宁散、小儿保安丸、小儿肠胃康颗粒。

小儿吐泻宁散

Xiao'er Tuxiening San

《中华人民共和国卫生部药品标准中药成方制剂第四册》

　　【药物组成】广藿香、姜半夏、陈皮、白术（炒）、茯苓、厚朴（姜制）、甘草。

　　【功能主治】理气和中，健脾化湿。用于小儿脾胃不和引起的吐泻，腹胀、不思饮食等。

　　【辨证要点】小儿腹泻：脾胃不和证。症见食欲减退，食后腹胀，脘腹胀痛甚或腹泻，嗳气，恶心，呕吐，甚则小腹胀坠、脱肛等。

　　【剂型规格】散剂，每包装3g。

　　【用法用量】温开水调服。周岁以内，每次服1/5~1/3包；1~3岁每次服1/3~1/2包；3~6岁每次服1/2~1包，一日3次。

【临床应用】用于小儿秋季腹泻。治疗小儿秋季腹泻97例，分为小儿吐泻宁散与思密达（蒙脱石散）联合治疗组，及单纯思密达治疗组。结果小儿吐泻宁散与思密达联合治疗组有效天数为2.118天，明显低于单纯思密达组有效天数4.239天（$P<0.05$），小儿吐泻宁散与思密达联合治疗组有效率达88.2%，明显高于单纯思密达组34.8%［中国社区医师（综合版），2005，7（117）：72］。

【不良反应】尚未见报道。

【注意事项】①本品含半夏，不宜与乌头类药物同用；②本品含甘草，不宜与海藻、大戟、甘遂、芫花同用；不宜与水杨酸衍生物（如阿司匹林）同用；③对本品过敏者禁用，过敏体质者慎用。

小儿肠胃康颗粒

Xiao'er Changweikang Keli

《中华人民共和国卫生部药品标准中药成方制剂第十九册》

【药物组成】鸡眼草、地胆草、谷精草、夜明砂、蚕砂、蝉蜕、谷芽、盐酸小檗碱、木香、党参、麦冬、玉竹、赤芍、甘草。

【功能主治】清热平肝，调理脾胃。用于小儿营养紊乱所引起的食欲不振，面色无华，精神烦忧，夜寝哭啼，腹泻腹胀，发育迟缓。

【辨证要点】①厌食症：脾胃虚弱证，症见饮食减少，食后脘闷不舒，大便时溏时泻，迁延反复，完谷不化，稍食油腻食物便次明显增多，面色萎黄，神疲倦怠，舌淡红，脉细弱；②腹泻：肝脾不和证，症见胸胁胀满或窜痛，时欲太息，情志抑郁或急躁易怒，食欲不振，腹胀便溏，或发作性腹痛腹泻，舌苔白或腻，脉弦。

【剂型规格】颗粒剂，每袋5g。

【用法用量】开水冲服，一次5~10g，一日3次。

【临床应用】用于小儿厌食症、消化不良性腹泻。①治疗小儿厌食症100例,随机分为治疗组和对照组。对照组给予乳酶生、消食片、盖天力(牡蛎碳酸钙咀嚼片)治疗,治疗组口服小儿肠胃康颗粒治疗。结果治疗组总有效率为95.00%,对照组总有效率为82.50%。治疗组对平均血红蛋白的升高优于对照组[河南中医,2004,24(12):47];②治疗小儿消化不良性腹泻60例,随机分为对照组和治疗组。对照组给予双歧杆菌四联活菌片治疗,治疗组在对照组治疗方法基础上口服小儿肠胃康颗粒治疗。结果对照组总有效率为83.33%,治疗组为100.00%,两组比较差异有统计学意义[甘肃中医学院学报,2013,30(1):21]。

【不良反应】尚未见报道。

【注意事项】①本品含党参、赤芍,不宜与藜芦同用;②本品含甘草,不宜与海藻、大戟、甘遂、芫花同用;不宜与水杨酸衍生物(如阿司匹林)同用;③酸脱氢葡萄糖-6-磷酶缺乏患者禁用;④婴幼儿应在医师指导下服用,糖尿病患儿禁服;⑤本品含盐酸小檗碱,需严格按照用法用量服用,且不宜长期服用;对盐酸小檗碱过敏者和有溶血性贫血史者禁用;⑥忌食生冷油腻及不易消化食品;⑦感冒时不宜服用;⑧长期厌食,体弱消瘦者,及腹胀重、腹泻次数增多者应去医院就诊;⑨服药7天症状无缓解,应去医院就诊;⑩对本品过敏者禁用,过敏体质者慎用。

小儿保安丸
Xiao'er Bao'an Wan
《中华人民共和国卫生部药品标准中药成方制剂第一册》

【药物组成】半夏(制)、木香、薄荷、细辛、天麻(制)、苦杏仁(去油)、茯苓、桂枝、苍术(泡)、桔梗、厚朴(姜汁)、前胡、广藿香、钩藤、僵蚕(制)、柴胡、羌活、珍珠、黄连、琥珀、麦芽(炒)、朱砂、陈皮、冰片、大腹皮、防风、六神曲、甘草。

【功能主治】祛风,镇惊,除痰。用于呕吐泄泻,消化不良,感冒初起,小儿惊风,咳嗽痰多。

【辨证要点】①呕吐:外邪犯胃证,症见突然呕吐,吐出有力,起病较急,常伴有恶寒发热,头身疼痛,胸脘满闷,不思饮食,舌苔白,脉濡缓;②惊风:风热动风证,症见发热骤起,头痛身痛,咳嗽流涕,烦躁不宁,四肢拘急,目睛上视,牙关紧闭,舌红苔白,脉浮数或弦数。

【剂型规格】丸剂,每丸重 1.5g。

【用法用量】口服。小儿 1 岁以内:一次半丸,一日 2 次;1~3 岁:一次一丸,一日 3 次。

【临床应用】用于呕吐泄泻,消化不良,感冒初起,小儿惊风,咳嗽痰多。

【不良反应】尚未见报道。

【注意事项】① 本品含半夏,不宜与乌头类药物同用;②本品含甘草,不宜与海藻、大戟、甘遂、芫花同用;不宜与水杨酸衍生物(如阿司匹林)同用;③含苦杏仁,不宜与麻醉、镇静止咳药如硫喷妥钠、可待因同用,否则会加重呼吸中枢抑制作用;④对本品过敏者禁用,过敏体质者慎用。

小儿磨积片

Xiao'er Moji Pian

《中华人民共和国卫生部药品标准中药成方制剂第十册》

【药物组成】泽泻、半夏、山楂、茯苓、白术、陈皮、苍术、厚朴、甘草、广藿香。

【功能主治】消食积,和胃,止呕,舒气宽胸。用于小儿消化不良,停乳,呕吐。

【辨证要点】①消化不良:乳食内积证,症见乳食不思,食欲不振或拒食,脘腹胀满,疼痛拒按;或有嗳腐恶心,呕吐酸馊乳食,烦躁哭闹,夜卧不安,低热,肚腹热甚,大便秽臭,舌红苔腻;②呕吐:饮食停滞证,症见呕吐物酸腐,脘腹胀满拒按,嗳气厌食,得食更甚,吐后反快,大便或溏或结,气味臭秽,苔厚腻,脉滑实。

【剂型规格】片剂,每片 0.25g。

【用法用量】口服。6 个月内小儿一次 1 片,6 个月至周岁一次 1.5 片,1~2 岁一次 1 片,2~9 岁每增 1 岁增服 1 片;一日 1 次。

【临床应用】用于小儿消化不良,停乳,呕吐。

【不良反应】尚未见报道。

【注意事项】①本品含半夏,不宜与乌头类药物同用;②本品含甘草,不宜与海藻、大戟、甘遂、芫花同用;不宜与水杨酸衍生物(如阿司匹林)同用;③忌辛辣、生冷、油腻及不易消化等食物;④婴幼儿及糖尿病患儿应在医师指导下应用;⑤本品不宜长期服用,服药 2~3 天症状无缓解,应去医院就诊;⑥对本品过敏者禁用,过敏体质者慎用。

第八章

实火热毒证类药

本类药物性味多苦寒,以清热解毒、燥湿止痒为主,主治各种热毒证,如疮痈疔疖、丹毒、温毒发斑、咽喉肿痛、痄腮、热毒下痢及虫蛇咬伤、烧烫伤等。在临床用药时,应根据各种证候的不同表现及兼证,结合具体药物的特点,有针对性地选择,并作相应配伍。

本类药物主要有小儿化毒胶囊。

小儿化毒胶囊

Xiao'er Huadu Jiaonang

《新药转正标准第50册》

【**药物组成**】牛黄、珍珠、雄黄、大黄、黄连、甘草、天花粉、川贝母、赤芍、乳香(制)、没药(制)、冰片。

【**功能主治**】清热解毒,活血消肿。用于小儿疹后余毒未尽,烦躁,口渴,口疮,便秘,疖肿溃烂。

【**辨证要点**】口疮热毒壅盛症。症见口疮肿痛,口臭流涎,咽喉肿痛,饮食困难,疮疖红肿疼痛,脓液稠黄,发热,烦躁,大便干结,小便短赤,舌红苔黄,脉滑数。

【**剂型规格**】胶囊剂。每袋装0.3g。

【**用法用量**】口服。一次2粒,一日2次。3岁以内小儿酌减。外用,敷于患处。

【**临床应用**】用于口腔溃疡、急性咽炎、扁桃体炎、流行性腮腺炎,以及皮肤湿毒头面生疮、疮疖溃烂、疿毒丹毒等细菌感染而致小儿各种化脓性炎等症。①治疗新生儿脓疱98例,结果表明脓疱消失时间较对照组缩短,且有显著性差异($P<0.01$)[中国社区医生,2011,13(3):143];②治疗小儿手足口病、口腔溃疡67例,显效45例,有效20例,无效2例,总有效率97.01%[齐齐哈尔医学院学报,2011,32(1):89]。

　　【不良反应】尚不明确。

　　【注意事项】①本品含苦寒泻热之品大黄、黄连、牛黄,脾胃虚弱、体质弱者慎服,脾胃虚弱表现为大便稀溏,色淡无臭味,夹有不消化食物残渣,食后易泻,吃多后见腹胀、大便多,平素食欲不振,面色萎黄,神疲倦怠,形体瘦弱;②本品含有雄黄,不宜多服,久服;③饮食宜清淡,忌用辛辣、油腻之品;④内服宜饭后服用。

第九章

泻痢类药

本类药物用于小儿泻痢病症。泻痢是以大便次数增多、粪质稀薄或如水样大便为其主要症状，是小儿常见病之一，2岁以下小儿最为多见。本病一年四季均可发生，但以夏秋季节发病率为高。本病多为小儿感受外邪、内伤乳食或脾肾阳虚所致。轻者治疗得当，预后良好。重者泄下过度，易见气阴两伤，甚至阴竭阳脱。久泻迁延不愈者，则导致疳证或出现慢惊风。小儿腹泻、小儿轮状病毒性肠炎可选用不同类药物治疗。

本类药物主要有儿泻停颗粒、小儿止泻安颗粒、小儿止泻贴、小儿泻速停颗粒、小儿广朴止泻口服液等。

儿泻止颗粒

Erxiezhi Keli

《中华人民共和国卫生部药品标准中药成方制剂第十四册》

【药物组成】葛根、黄芩、白术（炒）、茯苓、木香、厚朴、半夏（姜）、山楂（焦）、泽泻、甘草（炙）、广藿香油、盐酸小檗碱。

【功能主治】清热解毒，健脾和胃，燥湿止泻。用于小儿急、慢性腹泻，肠炎及痢疾恢复期。

【辨证要点】腹泻：湿热腹泻证。症见大便水样，或如蛋花汤样，泻下急迫，量多次频，气味秽臭，或见少许黏液，腹痛时作，食欲不振，或伴呕恶，神疲乏力，或发热烦闹，口渴，小便短黄，舌红，苔黄腻，脉滑数。

【剂型规格】颗粒剂,每袋 3g。

【用法用量】口服,一次 3g,一岁以下一日 3 次;1~2 岁一日 4 次,2 岁以上遵医嘱。

【临床应用】用于小儿腹泻、秋季腹泻。①治疗婴幼儿腹泻 200 例,随机分为治疗组和对照组。对照组给予新达罗(头孢克洛缓释片)和必奇(蒙脱石散)治疗,治疗组口服儿泻止颗粒治疗。结果治疗组患儿总有效率、显效率明显优于对照组,两组比较差异有统计学意义[湖北中医杂志,2002,24(1):7]。②治疗小儿秋季腹泻 60 例,随机分为治疗组和对照组。对照组采用新达罗治疗,对照组口服儿泻止颗粒治疗。结果儿泻止颗粒对小儿秋季腹泻疗效良好,总有效率 96.7%,高于对照组总有效率 93.3%[中国中医药科技,2001,8(6):385]。

【不良反应】尚未见报道。

【注意事项】①本品含半夏,不宜与乌头类药物同用;②本品含甘草,不宜与海藻、大戟、甘遂、芫花同用;不宜与水杨酸衍生物(如阿司匹林)同用;③对本品过敏者禁用;④忌服辛辣刺激性食物;⑤对本品过敏者禁用,过敏体质者慎用;⑥药品性状发生改变时禁止服用。

儿泻停颗粒

Erxieting Keli

《新药转正标准第 40 册》

【药物组成】茜草藤、乌梅、甘草。

【功能主治】清热燥湿,固肠止泻。用于湿热内蕴型小儿腹泻,症见:大便呈水样或蛋花汤样,或伴有发热,腹痛,恶心,呕吐等。

【辨证要点】腹泻:湿热腹泻证。症见大便水样,或如蛋花汤样,泻下急迫,量多次频,气味秽臭,或见少许黏液,腹痛时作,食欲不振,或伴呕恶,神疲乏力,或发热烦闹,口渴,小便短黄,舌红,苔黄腻,脉滑数。

【剂型规格】颗粒剂,每袋 0.5g。

【用法用量】开水冲服。1~6 个月每次 1 袋;7 个月 ~2 岁每次 2 袋;3 岁每次 4 袋;4~6 岁每次 6 袋;7~14 岁每次 8 袋,一日 3 次。3 天为一疗程。

【临床应用】用于小儿急性腹泻、秋季腹泻、婴幼儿迁移性腹泻、继发性腹泻。①治疗小儿急性腹泻 172 例,随机分为治疗组和对照组。对照组采用常规治疗,治疗组在采用常规治疗的基础上应用儿泻停颗粒联合双黄连粉针治疗。结果儿泻停颗粒联合双黄连粉针可显著缓解小儿急性腹泻病的临床症状,总有效率显著高于对照组,其差异具有统计学意义[医药论坛杂志, 2011, 32(15):43];②治疗小儿秋季腹泻 120 例,随机分为治疗组和对照组。对照组单纯蒙脱石散治疗,治疗组进行蒙脱石散联合儿泻停颗粒治疗。结果治疗组治愈率 70.00%、总有效率 98.30%,显著高于对照组治愈率 51.70%、总有效率 88.30%[中国医药指南, 2013, 11(8):273];③治疗婴幼儿迁移性腹泻 120 例,随机分为 3 组。A 组儿泻停颗粒加锌治疗,B 组蒙脱石散加锌治疗,C 组蒙脱石散治疗。结果 A 组总有效率 85%,B 组总有效率了 67%,C 组总有效率 53%。A 组、B 组与 C 组总有效率比较,其差异有统计学意义[吉林医学, 2014, 35(20):4441];④治疗婴幼儿肺炎患者抗生素应用相关腹泻 80 例,随机分为对照组和观察组。对照组服用微生态制剂,观察组在对照组基础上服用儿泻停颗粒。结果相比对照组,观察组腹泻持续时间明显减少、腹泻疗程明显缩短,观察组总有效率 97.6%,显著高于对照组 74.4%[中医临床研究, 2016, 8(7):89]。

【不良反应】尚未见报道。

【注意事项】①本品含甘草,不宜与海藻、大戟、甘遂、芫花同用;不宜与水杨酸衍生物(如阿司匹林)同用;②服药期间忌食生冷油腻及不易消化食品;③按照用法用量服用,用药

3天症状无改善或用药期间症状加重者,应及时就医;④合并重度营养不良者,需注意配合其他治疗措施;⑤对本品过敏者禁用,过敏体质者慎用;⑥本品性状发生改变时禁止使用;⑦儿童必须在成人监护下使用;⑧请将本品放在儿童不能接触的地方;⑨如正在使用其他药品,使用本品前请咨询医师或药师。

小儿广朴止泻口服液
Xiao'er Guangpo Zhixie Koufuye
《新药转正标准第39册》

【药物组成】广藿香、苍术、茯苓、泽泻、厚朴(姜制)、车前草、陈皮、六神曲(炒)。

【功能主治】祛湿止泻,和中运脾。用于湿困脾土所致的小儿泄泻、大便稀溏或水样、腹胀、腹痛、纳差、呕吐,或见发热、舌淡苔白腻、以及轮状病毒性肠炎和非感染性腹泻见上述证候者。

【辨证要点】腹泻:湿热腹泻证。症见大便水样,或如蛋花汤样,泻下急迫,量多次频,气味秽臭,或见少许黏液,腹痛时作,食欲不振,或伴呕恶,神疲乏力,舌淡苔白腻。

【剂型规格】口服液,每支10ml。

【用法用量】口服,3~6个月,一次5ml,一日3次;7个月~1岁,一次5ml,一日4次;2~3岁,一次10ml,一日3次;4~7岁,一次10ml,一日4次。3天为一疗程,或遵医嘱。

【临床应用】用于小儿腹泻、轮状病毒性肠炎。①治疗小儿腹泻220例,随机分为治疗组和对照组。对照组实施基础治疗,治疗组在对照组治疗基础上加用小儿广朴止泻口服液治疗。结果治疗组总有效率显著高于对照组,治疗组大便正常时间、呕吐消失时间、便常规正常时间均显著低于对照组,其差异均有统计学意义［现代医药卫生,2014,30（2）:288］;②治疗小儿轮状病毒性肠炎126例,随机分为观察组和对照组。对照组给予常规治疗,观察组在常规治疗的基础上加用小儿广朴止泻口服液治疗。结果治疗组总有效率97.36%,对照组总有效率82.0%,治疗组优于对照组［中国中西医结合儿科学,2011,3（6）:539］。

【不良反应】尚未见报道。

【注意事项】①脱水患儿注意及时补充液体及电解质;②服药期间忌生冷、油腻;③对本品过敏者禁用,过敏体质者慎用。

小儿止泻片

Xiao'er Zhixie Pian

《中华人民共和国卫生部药品标准中药成方制剂第六册》

【药物组成】山药（炒）、罂粟壳、白术（炒）、车前子（盐炒）、枣树皮、白矾。

【功能主治】健脾利水,涩肠止泻。用于脾胃虚弱、腹泻、腹痛。

【辨证要点】腹泻:脾虚腹泻证。症见大便稀溏,色淡不臭,多于食后作泻,时轻时重,面色萎黄,形体消瘦,神疲倦怠,舌淡苔白,脉缓弱。

【剂型规格】片剂,每片重约0.25g（相当原药材0.3g）。

【用法用量】口服,周岁以内每次2片;1~2岁每次3片;2~4岁每次4片;一日3次,或遵医嘱。

【临床应用】用于小儿秋季腹泻。

【不良反应】文献报道偶见呕吐。

【注意事项】①本品含罂粟壳,不宜久服:②实热痢疾初起禁用,腹胀者慎用:③对本品过敏者禁用,过敏体质者慎用。

小儿止泻安颗粒
Xiao'er Zhixie'an Keli

【药物组成】茯苓、肉豆蔻。

【功能主治】健脾和胃,利湿止泻。用于小儿消化不良腹泻,脾虚腹泻。

【辨证要点】腹泻:①内伤饮食腹泻证,症见大便稀溏,夹有乳凝块或食物残渣,气味酸臭,舌苔厚腻,或微黄;②脾虚腹泻证,症见大便稀溏,色淡不臭,多于食后作泻,时轻时重,面色萎黄,形体消瘦,神疲倦怠,舌淡苔白,脉缓弱。

【剂型规格】颗粒剂,每袋12g。

【用法用量】开水冲服。一岁以内每次服3g,1~2岁每次服6g,一日3次;2~3岁每次服12g,一日2次或遵医嘱。

【临床应用】用于小儿腹泻、轮状病毒性肠炎。①治疗小儿腹泻80例,随机分为观察组和对照组。对照组采用常规方法治疗,观察组在常规治疗基础上口服小儿止泻安颗粒治疗。结果观察组总有效率95%,对照组总有效率85%,两组比较差异有统计学意义;观察组患儿的治疗时间、症状改善时间均明显短于对照组,组间比较差异具有统计学意义[北京医学,2015,37(10):989];②治疗婴幼儿轮状病毒性肠炎97例,随机分为治疗组和对照组,分别为67例和30例。对照组给予思密达,治疗组在对照组治疗基础上加用小儿止泻安颗粒。结果治疗组总有效率、显效率明显优于对照组,两组比较差异有统计学意义[中国厂矿医学,2006,19(5):397]。

【不良反应】尚未见报道。

【注意事项】不宜用于合并其他感染的小儿腹泻。

小儿止泻灵颗粒

Xiao'er Zhixieling Keli

《国家中成药标准汇编口腔肿瘤儿科分册》

【**药物组成**】人参、白术（炒）、六神曲、罂粟壳、鸡内金、茯苓、诃子、芡实、薏苡仁、金樱子。

【**功能主治**】健脾利湿，涩肠止泻。用于脾虚湿盛、肠滑久泻。

【**辨证要点**】腹泻：①内伤饮食腹泻证，症见大便稀溏，夹有乳凝块或食物残渣，气味酸臭，舌苔厚腻，或微黄；②脾虚腹泻证，症见大便稀溏，色淡不臭，多于食后作泻，时轻时重，面色萎黄，形体消瘦，神疲倦怠，舌淡苔白，脉缓弱。

【**剂型规格**】颗粒剂，每袋6g。

【**用法用量**】口服，2~3个月每次1g；4~6个月每次2g；7~9个月每次3g；10~12个月每次4g；1~2岁每次5g；3岁以上每次6g，成人每次12g，一日3次；或遵医嘱。

【**临床应用**】用于小儿消化不良，腹泻，脾虚腹泻。

【**不良反应**】尚未见报道。

【**注意事项**】①本品含罂粟壳，不宜久服；②本品含人参，不宜与藜芦、五灵脂同用；③非脾虚久泄不宜服用；④服药期间忌食生冷；⑤对本品过敏者禁用，过敏体质者慎用。

小儿止泻贴

Xiao'er Zhixie Tie

《国家中成药标准汇编口腔肿瘤儿科分册》

【**药物组成**】胡椒、大黄、黄芩、地黄、肉桂、马钱子、羌活、玄参、麻黄、牡丹皮、黄柏、赤芍、当归、乌药、荆芥、独活、白芷、防风、骨碎补、丁香。

【功能主治】温中散寒,止痛止泻。用于感寒腹痛泄泻轻症。

【辨证要点】腹泻:风寒腹泻证。症见大便清稀,中多泡沫,臭气不甚,肠鸣腹痛,或伴恶寒发热,鼻流清涕,咳嗽,舌淡,苔薄白。

【剂型规格】橡胶膏剂,每片 5cm×7cm。

【用法用量】外用。贴于患儿神阙穴(肚脐),每次一贴,每贴可以贴敷 12 小时,每日一次,连用 3 天(每次须间隔 8~12 小时)。

【临床应用】用于小儿腹泻、小儿反复腹泻。①治疗小儿腹泻 360 例,随机分为治疗组及对照组。对照组口服妈咪爱冲剂(益生菌颗粒)及思密达冲剂(蒙脱石散)治疗,治疗组在此基础上给予小儿止泻贴贴于肚脐处治疗。结果治疗组总有效率为 91.7%,对照组总有效率为 82.2%,两组比较差异有统计学意义;治疗组对患儿发热、恶心呕吐及腹痛的疗效明显优于对照组[中医药导报,2013,19(12):132];②治疗小儿反复腹泻 180 例,随机分为治疗组和对照组。对照组给予思密达(蒙脱石散)、常乐康(酪酸梭菌二联活菌)口服,治疗组在此基础上给予小儿止泻贴敷脐治疗。结果治疗组总有效率显著高于对照组,其差异具有统计学意义[中国卫生产业,2013,34(13):91]。

【不良反应】尚未见报道。

【注意事项】①本品含麻黄,运动员慎用;②本品含赤芍、玄参,不宜与藜芦同用;③本品含丁香,不宜与郁金同用;④用药期间,应节制乳食和谨防小儿夜晚腹部受凉;若出现皮疹,应停止使用,对症处理;⑤对橡皮膏过敏者禁用;⑥外贴部位有感染者禁用;⑦未满周岁婴儿慎用;⑧细菌性痢疾,湿热泄泻及因腹泻严重脱水者不宜使用;⑨本品含有马钱子等毒性药材,不宜长期使用;⑩痊愈后,再贴敷 2~3 贴,以巩固疗效;若适当配合推拿、捏脊、针刺四缝穴、热敷或服相应的药物,其效果更佳。

小儿止泻膏

Xiao'er Zhixie Gao

《新药转正标准第 2 册》

【药物组成】山药(炒)、白术(炒)、枣树皮、车前子(盐炒)、罂粟壳、白矾。

【功能主治】健脾止泻。用于小儿脾虚湿盛,伤乳伤食,寒暖失调所致的腹泻及久泻。

【辨证要点】腹泻:①脾虚腹泻证,症见大便稀溏,色淡不臭,多于食后作泻,时轻时重,面色萎黄,形体消瘦,神疲倦怠,舌淡苔白,脉缓弱;②内伤饮食腹泻证,症见大便稀溏,夹有乳凝块或食物残渣,气味酸臭,或如败卵,脘腹胀满,便前腹痛,泻后痛减,腹痛拒按,嗳气酸馊,或有呕吐,不思乳食,夜卧不安,舌苔厚腻,或微黄。

【剂型规格】软膏剂,每瓶装 50g 或 250g。

【用法用量】口服。温开水冲服。一日 3 次,婴幼儿每次 10~15g。儿童酌加,2 天为一疗程。

【临床应用】用于小儿脾虚湿盛,伤乳伤食,寒暖失调所致的腹泻及久泻。

【不良反应】尚未见报道。

【注意事项】本品含罂粟壳,不宜久服。

小儿利湿止泻颗粒

Xiao'er Lishi Zhixie Keli

《国家中成药标准汇编口腔肿瘤儿科分册》

【药物组成】苍术、砂仁、诃子、猪苓、车前子、山楂、乌梅、儿茶。

【功能主治】利湿健脾止泻。用于湿邪困脾所致的小儿泄泻。

【辨证要点】腹泻：湿热腹泻证。症见大便水样，或如蛋花汤样，泻下急迫，量多次频，气味秽臭，或见少许黏液，腹痛时作，食欲不振，或伴呕恶，神疲乏力，或发热烦闹，口渴，小便短黄，舌红，苔黄腻，脉滑数。

【剂型规格】颗粒剂，每袋 5g。

【用法用量】口服，周岁以下一次 1/6~1/3 袋，1~3 岁一次 1/3~1 袋，3 岁以上一次 1~1.5 袋，一日 3~4 次。

【临床应用】用于小儿轮状病毒腹泻。治疗轮状病毒腹泻 116 例，随机分为治疗组和对照组。对照组给予常规治疗，治疗组口服小儿利湿止泻颗粒治疗。结果治疗组总有效率为 84.5%，对照组总有效率为 48.2%［中国医药指南，2010，8（29）：259］。

【不良反应】尚未见报道。

【注意事项】①糖尿病患儿禁服；②忌食辛辣、生冷、油腻及不易消化等食物；③感染性腹泻如肠炎、痢疾等疾病应立即去医院就诊；④对大便次数增多及水分丢失明显，有脱水表现应去医院就诊；⑤服药 2~3 天症状无缓解，应去医院就诊；⑥对本品过敏者禁用，过敏体质者慎用。

小儿泻速停颗粒
Xiao'er Xiesuting Keli
《中华人民共和国药典》2015 年版一部

【药物组成】地锦草、儿茶、乌梅、焦山楂、茯苓、白芍、甘草。

【功能主治】清热利湿，健脾止泻，缓急止痛，用于小儿湿热壅遏大肠所致的泄泻，症见大便稀薄如水样、腹痛、纳差；小儿秋季腹泻及迁延性、慢性腹泻见上述证候者。

【辨证要点】腹泻：湿热腹泻证。症见大便水样，或如蛋花汤样，泻下急迫，量多次频，气味秽臭，或见少许黏液，腹痛时作，食欲不振，或伴呕恶，神疲乏力，或发热烦闹，口渴，小便短黄，舌红，苔黄腻，脉滑数。

【剂型规格】颗粒剂，每袋（1）3g，（2）5g，（3）10g。

【用法用量】口服。6个月以下，一次1.5~3g，6个月至周岁以内，一次3~6g，1~3岁，一次6~9g，3~7岁，一次10~15g，7~12岁，一次15~20g，一日3~4次；或遵医嘱。

【临床应用】用于小儿腹泻、轮状病毒性肠炎。①治疗小儿腹泻210例，随机分为单纯治疗组和联合治疗组。单纯治疗组采用常规治疗法，联合治疗组口服蒙脱石散及小儿泻速停颗粒治疗。结果联合治疗组患儿治愈率及总有效率高于对照组［大家健康，2015，9（20）：443］；②治疗小儿轮状病毒性肠炎100例，随机分为治疗组和对照组。对照组采用微生态疗法加胃肠黏膜保护剂，治疗组在此基础上口服小儿泻速停颗粒。结果治疗组总有效率、显效率明显高于对照组；治疗组止泻时间、总病程较对照组明显缩短，差异有统计学意义［药物与临床，2010（10）：2915］。

【不良反应】尚未见报道。

【注意事项】①本品含白芍，不宜与藜芦同用；②本品含甘草，不宜与海藻、大戟、甘遂、芫花同用；不宜与水杨酸衍生物（如阿司匹林）同用；③服药期间忌食生冷油腻及不易消化食物；④对本品过敏者禁用，过敏体质者慎用。

小儿泻痢片

Xiao'er Xieli Pian

《中华人民共和国药典》2015年版一部

【药物组成】葛根、黄芩、黄连、厚朴、白芍、茯苓、焦山楂、乌梅、甘草、滑石粉。

【功能主治】清热利湿,止泻。用于小儿湿热下注所致的痢疾、泄泻,症见大便次数增多或里急后重、下利赤白。

【辨证要点】腹泻:湿热腹泻证。症见大便水样,或如蛋花汤样,泻下急迫,量多次频,气味秽臭,或见少许黏液,腹痛时作,食欲不振,或伴呕恶,神疲乏力,或发热烦闹,口渴,小便短黄,舌红,苔黄腻,脉滑数。

【剂型规格】片剂,(1)薄膜衣片,每片重 0.18g。(2)糖衣片,片芯重 0.17g。

【用法用量】口服。1 岁及 1 岁以下一次 1 片,2~3 岁一次2~3 片,4 岁以上一次 4~6 片,一日 4 次。

【临床应用】用于小儿湿热下注所致的痢疾、泄泻,症见大便次数增多或里急后重、下利赤白。

【不良反应】尚未见报道。

【注意事项】①本品含白芍,不宜与藜芦同用;②本品含甘草,不宜与海藻、大戟、甘遂、芫花同用;不宜与水杨酸衍生物(如阿司匹林)同用;③服药期间忌食生冷油腻及不易消化食品;④对本品过敏者禁用,过敏体质者慎用。

小儿渗湿止泻散

Xiao'er Shenshi Zhixie San

《国家中成药标准汇编口腔肿瘤儿科分册》

【药物组成】白扁豆(炒)、薏苡仁(炒)、厚朴(姜制)、白术(炒)、芡实(炒)、滑石粉、党参、泽泻、莲子(炒)、砂仁、广藿香、车前子(盐炒)。

【功能主治】健脾和胃,渗湿止泻。用于小儿脾虚引起的腹泻,腹痛,胀满,食少,小便不利。

【辨证要点】腹泻:脾虚腹泻证。症见腹胀纳少,腹满时减,腹痛喜温喜按,口泛清水,大便溏薄清稀,四肢不温,或肢体困重,或周身浮肿,小便不利。舌淡胖,苔白滑,脉沉迟无力。

【剂型规格】散剂,每袋2.5g。

【用法用量】口服,一次2.5g,一日2~4次。周岁以下酌减。

【临床应用】用于小儿秋季腹泻、急性腹泻。①治疗小儿秋季腹泻120例,随机分为治疗组和对照组。对照组应用利巴韦林、口服酪酸梭菌活菌片、次苍片(次硝酸铋)等治疗,治疗组在此基础上口服小儿渗湿止泻散治疗。结果治疗组临床疗效高于对照组[临床医学,2009,29(11):122];②治疗小儿急性腹泻64例,随机分为观察组和对照组。对照组给予常规治疗,观察组在此基础上联合奥理亭(葡萄糖电解质泡腾片)、小儿渗湿止泻散治疗。结果观察组总有效率为90.6%、对照组总有效率75.0%,两组有显著性差异[实用心脑肺血管病杂志,2010,18(12):1803]。

【不良反应】尚未见报道。

【注意事项】①本品含党参,不宜与藜芦同用;②忌食辛辣、生冷、油腻及不易消化等食物;③感染性腹泻如肠炎、痢疾等疾病应立即去医院就诊;④对大便次数增多及水分丢失明显,有脱水表现应去医院就诊;⑤服药2~3天症状无缓解,应去医院就诊;⑥对本品过敏者禁用,过敏体质者慎用。

小儿腹泻外敷散

Xiao'er Fuxie Waifu San

《中华人民共和国药典》2010年版一部

【药物组成】吴茱萸、丁香、胡椒、肉桂。

【功能主治】温中散寒,止痛止泻。用于脾胃虚寒所致的泄泻,症见大便溏泻、脘腹疼痛、喜温喜按。

【辨证要点】腹泻:脾虚腹泻证。症见腹痛绵绵,时作时止,痛时喜按,喜热恶冷,得温则舒,饥饿劳累后加重,得食或休息后减轻,神疲乏力,气短懒言,形寒肢冷,胃纳不佳,大便溏薄,面色不华,舌质淡,苔薄白,脉沉细。

【剂型规格】散剂,每瓶 5g。

【用法用量】外用。用食醋调成糊状,敷于脐部,2 岁以下一次 1/4 瓶,2 岁以上一次 1/3 瓶;大便每日超过 20 次者,加敷涌泉穴,用量为 1/4 瓶,每 24 小时换药一次。

【临床应用】用于脾胃虚寒所致的泄泻,症见大便溏泻、脘腹疼痛、喜温喜按。

【不良反应】尚未见报道。

【注意事项】①本品含丁香,不宜与郁金同用;②本品为外用药,禁止内服;③用毕洗手,切勿接触眼睛、口腔等黏膜处,皮肤破溃处禁用。脐部有疮疖者不宜使用;④忌生冷油腻及不易消化食物;⑤婴儿应在医师指导下使用;⑥急性湿热腹泻者不适用;⑦腹痛泄泻严重或有脱水表现者,应及时去医院就诊,⑧用药后局部出现皮疹等过敏表现者应停用;⑨用药 2 天症状无缓解,应去医院就诊;⑩对本品过敏者禁用,过敏体质者慎用。

小儿腹泻宁糖浆

Xiao'er Fuxiening Tangjiang

《中华人民共和国药典》2015 年版一部

【药物组成】党参、白术、茯苓、葛根、甘草、广藿香、木香。

【功能主治】健脾和胃,生津止泻。用于脾胃气虚所致的泄泻,症见大便泄泻、腹胀腹痛、纳减、呕吐、口干、倦怠乏力、舌淡苔白。

【辨证要点】腹泻:脾虚腹泻证。症见大便稀溏,色淡不臭,多于食后作泻,时轻时重,面色萎黄,形体消瘦,神疲倦怠,舌淡苔白,脉缓弱。

【剂型规格】糖浆剂,每瓶 10ml。

【用法用量】口服。10 岁以上儿童一次 10ml,一日 2 次;10 岁以下儿童酌减。

【临床应用】用于小儿腹泻。治疗小儿腹泻 132 例,随机分为治疗组和对照组。对照组给予常规西药治疗,治疗组在对照组的治疗基础上加用小儿腹泻宁糖浆治疗。结果治疗组有效率 95.45%,对照组有效率 87.88%,治疗组优于对照组〔河南中医,2015,35(4):869〕。

【不良反应】尚未见报道。

【注意事项】①本品含党参,不宜与藜芦同用;②本品含甘草,不宜与海藻、大戟、甘遂、芫花同用;不宜与水杨酸衍生物(如阿司匹林)同用;③呕吐腹泻后舌红口渴,小便短赤者慎用。

小儿腹泻贴

Xiao'er Fuxie Tie

《新药转正标准第 52 册》

【药物组成】丁香、肉桂、荜茇。辅料为凡士林、羊毛脂、硬脂酸、氮酮、羟苯乙酯、羟苯丙酯、二氧化硅。

【功能主治】温中健脾,散寒止泻。用于小儿非感染性腹泻属脾胃虚寒证者,症见腹痛、便溏、纳差、神疲、舌淡等。

【辨证要点】腹泻:脾虚腹泻证。症见大便稀溏,色淡不臭,肠鸣腹痛,多于食后作泻,时轻时重,面色萎黄,形体消瘦,神疲倦怠,舌淡苔白,脉缓弱。

【剂型规格】贴剂,每贴重 1.2g。

【用法用量】贴于脐部,每次 1 贴,48 小时换药一次。

【临床应用】用于小儿腹泻、急性腹泻、非感染性腹泻。①治疗小儿腹泻109例,随机分为蒙脱石散治疗组和腹泻贴治疗组,分别为41例和68例。蒙脱石散患儿给予口服蒙脱石散治疗,腹泻贴治疗组患儿在此基础上给予小儿腹泻贴治疗。结果腹泻贴治疗组患儿治愈率明显高于蒙脱石散治疗组,差异有统计学意义;腹泻贴治疗组症候总积分明显低于蒙脱石散治疗组,差异有统计学意义;腹泻贴治疗组患儿平均治疗时间明显少于蒙脱石散治疗组,差异有统计学意义[中国药物经济学,2014(12):48];②治疗小儿急性腹泻65例,随机分为对照组和观察组。对照组给予蒙脱石散治疗,观察组给予蒙脱石散联合小儿腹泻贴治疗。结果观察组总有效率明显高于对照组,其差异具有统计学意义;观察组大便性状优于对照组,无呕吐率及食欲好的百分比均高于对照组[吉林医学,2014,35(26):5781];③治疗小儿非感染性腹泻100例,显效63例,有效31例,无效6例,总有效率94.0%[临床合理用药,2013,6(5):59]。

【不良反应】皮肤粘贴处可发生过敏反应。

【注意事项】①脐部皮肤破损及有炎症者忌用;②用药期间忌食生冷油腻及不易消化食品;③用药期间腹泻次数增加,病情加重者,应及时就诊;④对贴剂皮肤过敏者不宜使用;⑤本品性状发生改变时禁止使用;⑥本品含丁香,不宜与郁金同用。

小儿腹泻散

Xiao'er Fuxie San

《中华人民共和国卫生部药品标准中药成方制剂第六册》

【药物组成】广藿香、肉豆蔻(煨)、丁香、赤石脂(煅)、地榆、伏龙肝、石榴皮、寒水石。

【功能主治】温中固肠,健脾止泻。用于小儿久泻不止,面色㿠白,食欲不振,神倦乏力。

【辨证要点】腹泻:脾肾阳虚证。症见久泻不止,大便清稀,完谷不化,或见脱肛,形寒肢冷,面色㿠白,精神萎靡,睡时露睛,舌淡苔白,脉细弱。

【剂型规格】散剂,每袋2g。

【用法用量】口服。周岁以内每次服1g,1~3岁每次服2~3g,4岁以上每次服4~6g,一日3次。

【临床应用】用于小儿消化不良性腹泻、轮状病毒性腹泻。①治疗小儿消化不良性腹泻120例,随机分为治疗组和对照组。对照组给予双歧杆菌三联活菌胶囊治疗,治疗组在此基础上加用小儿腹泻散治疗。结果治疗组总有效率显著高于对照组,其差异有统计学意义;两组治疗前的生活质量得分对比无明显差异,治疗后组间和组内对比都有明显差异[中国卫生产业,2013,32(94):188];②治疗婴幼儿轮状病毒腹泻180例,随机分为治疗组和对照组。对照组给予常规治疗,治疗组在常规治疗基础上加用小儿腹泻散与双歧杆菌四联活菌片治疗。结果治疗组在总有效率、治疗总疗程方面明显优于对照组,两组比较差异有统计学意义[临床合理用药,2010,3(20):36]。

【不良反应】尚未见报道。

【注意事项】①本品含丁香,不宜与郁金同用;②本品含赤石脂,不宜官桂同用;③对本品过敏者禁用,过敏体质者慎用。

小儿敷脐止泻散

Xiao'er Fuqi Zhixie San

《中华人民共和国药典》2015年版一部

【药物组成】黑胡椒。

【功能主治】温中散寒,止泻。用于小儿中寒、腹泻、腹痛。

【辨证要点】腹泻:脾胃虚寒证。症见胃脘疼痛,得温痛减,呕吐清涎，口淡喜热饮，食不化，舌淡苔白滑，脉沉迟。

【剂型规格】散剂，每袋 0.3g。

【用法用量】外用，贴敷肚脐。一次 1 袋，一日 1 次。

【临床应用】用于小儿腹泻。治疗小儿泄泻 120 例，风寒型 78 例，有效率为 95%；脾虚型 42 例，有效率为 98%。对按病程分型的急性、迁延性、慢性，按病情轻重分型的轻型、重型疗效也比较好［河南中医，2003，23（10）：35］。

【不良反应】尚未见报道。

【注意事项】①脐部皮肤破损及有炎症者，大便有脓血者忌用；②服药期间忌食生冷油腻；③本药为外用贴剂，不可内服；④敷药期间忌食生冷、油腻；⑤用药期间腹泻增多，伴有呕吐者及时上医院诊治；⑥对薄膜贴剂皮肤过敏及患儿哭闹瘙痒者不宜使用；⑦对本品过敏者禁用，过敏体质者慎用。

止泻保童颗粒

Zhixie Baotong Keli

《中华人民共和国卫生部药品标准中药成方制剂第六册》

【药物组成】人参、白术（麸炒）、茯苓、白扁豆、苍术（制）、广藿香、木香、丁香、檀香、砂仁、肉豆蔻（煨）、肉桂、吴茱萸（甘草水炙）、芡实（麸炒）、薏苡仁（麸炒）、车前草、滑石、黄连、诃子肉、天冬、麦冬、槟榔。

【功能主治】健脾止泻，温中化痢。用于小儿脾胃虚弱，寒热凝结引起的水泻痢疾，肚腹疼痛，口干舌燥，四肢倦怠，恶心呕吐，小便不利。

【辨证要点】腹泻：脾虚腹泻证。症见大便稀溏，色淡不臭，多于食后作泻，时轻时重，面色萎黄，形体消瘦，神疲倦怠，舌淡苔白，脉缓弱。

【剂型规格】颗粒剂，每袋 5g。

【用法用量】开水冲服,一次 2.5g,一日 2 次,周岁内小儿酌减。

【临床应用】用于小儿急性腹泻、慢性迁延性腹泻。①治疗小儿急性腹泻 200 例,随机分为治疗组和对照组。对照组采用常规治疗,治疗组在对照组治疗基础上口服止泻保童颗粒治疗。结果治疗组在主要症状、体征消失时间上明显优于对照组,治疗组总有效率 96.0%,对照组总有效率 82.0%,两组比较差异有统计学意义[儿科药学杂志,2009,15(6):31];②治疗小儿慢性迁延性腹泻 140 例,随机分为试验组和对照组。试验组应用止泻保童颗粒与小儿腹泻宁合剂模拟剂,对照组应用小儿腹泻宁合剂与止泻保童颗粒模拟剂。结果试验组显效率、中位止泻时间、中医证候总有效率明显高于对照组,试验组大便稀溏、便次增多、肚腹疼痛、口干舌燥、小便短黄的消失率均明显高于对照组[药物评价研究,2015,38(2):189]。

【不良反应】尚未见报道。

【注意事项】①本品含人参,不宜与藜芦、五灵脂同用;②本品含丁香,不宜与郁金同用;③本品含肉桂,不宜与赤石脂同用;④对本品过敏者禁用,过敏体质者慎用。

幼泻宁颗粒

Youxiening Keli

【药物组成】白术、炮姜、车前草。

【功能主治】健脾利湿,温中止泻;用于小儿脾失健运消化不良引起的腹泻。

【辨证要点】腹泻:脾胃湿热证。症见脘腹胀满,食后为甚,口不知味,甚至不思饮食,大便溏薄,精神不振,形体消瘦,肢体倦怠,少气懒言,面色萎黄或白,或肢体浮肿,舌淡苔白,脉缓软无力。

【剂型规格】颗粒剂,每袋 6g。

【用法用量】口服,1~6 个月婴儿一次 3~6g;6 个月 ~1 岁,一次 6g;1~6 岁,一次 12g;一日 3 次。

【临床应用】用于小儿脾失健运消化不良引起的腹泻。

【不良反应】尚未见报道。

【注意事项】①注意饮食规律,服药期间饮食宜清淡,忌食生冷、辛辣、油腻食物;②急性肠胃炎患者应在医师指导下服用;③对本品过敏者禁用,过敏体质者慎用。

抱龙丸

Baolong Wan

《中华人民共和国药典》2015 年版一部

【药物组成】茯苓、赤石脂、广藿香、法半夏、陈皮、厚朴、薄荷、紫苏叶、僵蚕(姜炙)、山药、天竺黄、檀香、白芷、砂仁、防风、荆芥、白附子、独活、白芍、诃子(去核)、荜茇、炒白术、川芎(酒蒸)、木香、朱砂、天麻、香附(四制)。

【功能主治】祛风化痰,健脾和胃。用于脾胃不和,风热痰内蕴所致的腹泻,症见食乳不化、恶心呕吐、大便稀、有不消化食物。

【辨证要点】腹泻:脾胃不和证。症见大便稀溏,夹有乳凝块或食物残渣,或呕恶吐痰,不思乳食,惊悸不安,舌质红,苔黄腻,脉弦滑或弦滑数。

【剂型规格】丸剂,每丸 1.56g。

【用法用量】口服。周岁以内一次 1 丸,1~2 岁一次 2 丸,一日 2~3 次。

【临床应用】用于脾胃不和,风热痰内蕴所致的腹泻,症见食乳不化、恶心呕吐、大便稀、有不消化食物。

【**不良反应**】尚未见报道。

【**注意事项**】①本品含赤石脂,不宜与官桂同用;②本品含法半夏,不宜与乌头类药物同用;③本品含白芍,不宜与藜芦同用;④对本品过敏者禁用,过敏体质者慎用。

第十章

小儿虚症类药

本类药物是以茯苓、山药、大枣等补益药为主组成的方药，具有补养气、血、阴、阳等作用，主要用以治疗小儿虚证，临床以脏腑亏损和气、血、阴、阳虚损不足诸症为辨证要点。小儿虚证多见于现代医学的消化不良、面黄身瘦、发育迟缓、多动、贫血等。

虚证一般可分为气虚、血虚、阴虚、阳虚、气血两虚和阴阳两虚六类，故其治疗亦可分为补气、补血、补阴、补阳、气血双补和阴阳并补六类。小儿虚证多因先天不足，后天失养所致。小儿发育尚未完全，脏腑娇嫩，形气未充，易被各种致病因素所伤害，而致病后又易于亏耗而致虚损，因此，对于小儿虚证的用药需要格外注意。

本类药物主要有小儿肺宝散、龙牡壮骨颗粒、健脾康儿片、健脾生血颗粒（片）、小儿生血糖浆、小儿智力糖浆等。

小儿生血糖浆

Xiao'er Shengxue Tangjiang

《中华人民共和国卫生部药品标准中药成方制剂第十四册》

【药物组成】熟地黄、山药（炒）、大枣、硫酸亚铁。

【功能主治】健脾养胃，补血生津。用于小儿缺铁性贫血及营养不良性贫血。

【辨证要点】贫血：脾胃气血虚弱证。症见便溏，饮食减少，面色萎黄，神疲倦怠，头晕目眩，少气懒言，乏力自汗，舌淡苔白,脉细弱。

【剂型规格】糖浆剂,每支 10ml。

【用法用量】口服。1~3 岁小儿一次 10ml,3~5 岁一次 15ml,一日 2 次。

【临床应用】用于缺铁性贫血。治疗缺铁性贫血 100 例,随机分为治疗组和对照组。治疗组给予小儿生血糖浆口服,对照组给予硫酸亚铁颗粒口服。结果治疗组患儿食欲、多汗及烦躁的改善情况显著优于对照组,治疗组拒绝服药及服药后不良反应发生率明显低于对照组,差异有统计学意义[现代中西医结合杂志,2005,14(2):171]。

【不良反应】文献报道可见胃肠部不适、恶心、呕吐、食欲不振、哭闹、上腹部不适、腹痛、腹泻、便秘、黑便、牙齿变黑[实用药物与临床,2011,14(4):331]。

【注意事项】①服药期间忌饮茶和食用含鞣酸类食物及药物。②药物相互作用:与维生素 C 合用,可促进本药的吸收,但也易导致胃肠道反应;与西咪替丁、去铁胺、二巯丙醇、胰脂酶等合用,可影响铁的吸收;与制酸药(如碳酸氢钠)、磷酸盐类及含鞣酸的药、钙合用,易产生沉淀,从而影响铁的吸收;与多巴类(如左旋多巴、卡比多巴、甲基多巴等),氟喹诺酮类、四环素类药及青霉胺、锌制剂合用,可使这些药物的吸收减少。③禁忌:对铁剂过敏者,非缺铁性贫血,肝肾功能严重损害者,胃、十二指肠溃疡患者,溃疡性结肠炎患者,血色素沉着、含铁血黄素沉着患者。④糖尿病患儿慎用。

小儿肺宝散

Xiao'er Feibao San

【药物组成】人参、黄芪、白术、桂枝、干姜、附子、炙甘草、鳖甲、地骨皮、青蒿、麦冬、枸杞子、桑白皮、紫菀、款冬花、瓜蒌、茯苓、陈皮、胆南星、炙鸡内金、酒大黄。

【功能主治】补气益肺,止咳化痰。用于小儿脾肺气虚所致哮喘、咳嗽。

【辨证要点】①哮喘:肺脾气虚证或兼肺阴虚证,症见呼吸急促、困难,甚至张口抬肩,鼻翼煽动,不能平卧,动则喘甚,语声低微,四肢乏力,精神疲惫,不思饮食,低热,面色不华,自汗或盗汗,舌淡或淡红,苔薄白或薄黄;②咳嗽:肺脾气虚证,症见咳嗽气短,痰白量多,咳声重浊,因痰而嗽,痰出咳平,进甘甜腻食物加重,胸闷脘痞,呕恶食少,体倦乏力,大便时溏,舌苔白腻,脉濡滑。

【剂型规格】散剂,每袋 3g。

【用法用量】口服。每次 1 岁以下 0.3g,1~3 岁 0.5g,4~6 岁 0.75g,7 岁以上 1g,一日 3 次。

【临床应用】用于小儿支气管炎、上呼吸道感染和哮喘。

【不良反应】尚未见报道。

【注意事项】①本品含人参,不宜与藜芦、五灵脂同用;②含甘草,不宜与海藻、大戟、甘遂、芫花同用;不宜与水杨酸衍生物(如阿司匹林)同用;③本品对里实热证、外感发热者,不宜使用;④对本品过敏者禁用,过敏体质者慎用;⑤本品含有附子和瓜蒌,存在十八反的配伍禁忌,使用时需要注意。

小儿健脾贴膏

Xiao'er Jianpi Tiegao

《中华人民共和国卫生部药品标准中药成方制剂第十册》

【药物组成】丁香、磁石、吴茱萸、冰片、五倍子、麝香。

【功能主治】疏通经络,温中健脾。用于小儿消化不良。

【辨证要点】消化不良:脾胃虚寒证。症见食少纳呆,大便次数增多,内含不消化物,腹痛,喜暖喜按,舌质淡,苔薄白,脉沉细弱。

【剂型规格】硬膏剂。每贴 0.4g。

【用法用量】穴位贴敷。取穴足三里、天枢、中脘、关元、久泄者加贴脾俞穴。一日 1 次。

【临床应用】用于小儿消化不良。

【不良反应】尚未见报道。

【注意事项】①本品含丁香,不宜与郁金配伍使用;②本品为外用贴剂,不能内服;③一定要明确穴位的准确部位,以对患儿的皮肤不起过敏反应者为佳;④有皮肤过敏者忌用,过敏体质者慎用;⑤本品对湿热泄泻者不宜;⑥外用贴敷时间不宜过长,须按用药要求按时更换使用。

小儿智力糖浆

Xiao'er Zhili Tangjiang

《中华人民共和国卫生部药品标准中药成方制剂第八册》

【药物组成】石菖蒲、雄鸡、龙骨、远志、龟甲。

【功能主治】开窍益智,调补阴阳。用于小儿轻微脑功能障碍综合征。

【辨证要点】小儿多动症:心肾不足、痰浊阻窍证。症见少语多动,神思涣散,兴趣多变,心烦失寐,心悸不安,眩晕,耳鸣,健忘,易怒,冲动任性,学习能力逐步下降,潮热盗汗,咽干口燥,不思饮食,痞满不适,舌红,脉细数。

【剂型规格】糖浆剂,每支 10ml。

【用法用量】口服,一次 10~15ml,一日 3 次。

【临床应用】用于儿童注意缺陷多动障碍、脑性瘫痪、孤独症、癫痫伴抑郁障碍、精神发育迟滞、轻微脑功能障碍综合征。①治疗儿童注意缺陷多动障碍 72 例,随机分为治疗组与对照组。治疗组给予小儿智力糖浆,对照组给予静灵口服液。结果

157

治疗 8 周后,治疗组 4~6 岁患儿核心症状多动冲动改善优于对照组,差异有统计学意义[中医杂志,2015,56(20):1750];②治疗脑性瘫痪患儿 90 例,随机分为对照组和治疗组。对照组采用常规神经生理学疗法,治疗组采用常规神经生理学疗法加小儿智力糖浆口服。结果治疗组患儿 Gesell 儿童发育量表的应物能、应人能、语言能和 Bayley 婴幼儿发展量表的智力指数与对照组比较,差异有统计学意义。说明小儿智力糖浆可能对 CP 患儿的认知行为和语言有一定程度的改善作用[中国妇幼保健,2012,24(27):3812];③联合综合康复训练治疗孤独症儿童语言障碍 106 例,随机分为对照组和研究组。对照组给予综合康复训练治疗,研究组给予小儿智力糖浆联合综合康复训练治疗。结果研究组各语言障碍临床症状改善的总有效率均高于对照组,差异有统计学意义[神经损伤与功能重建,2014,9(2):165];④治疗儿童癫痫伴抑郁障碍 101 例,随机分为对照组和治疗组。对照组接受常规抗癫痫治疗,治疗组在此基础上应用小儿智力糖浆治疗。结果治疗组 SDS/SAS 评分与对照组比较差异均有统计学意义。治疗组抑郁症状有所改善,随着治疗时间的延长而持续改善,有效率达 86.5%,显著高于对照组;治疗组的生活质量较对照组明显提高,差异均有统计学意义[儿科药学杂志,2015,21(1):12];⑤治疗精神发育迟滞 58 例,采取口服小儿智力糖浆、智力运动功能训练等综合干预发现,轻度、中度、重度、极重度 MR 患儿的 IQ 均值都有提高,治疗组与对照组之间有显著性差异,有助于其智力水平的提高[中国医药指南,2012,10(11):299]。

【不良反应】文献报道偶见恶心、食欲减退[儿科药学杂志,2015,21(1):12]。

【注意事项】①本品对痰热内扰所致多动症不宜使用;②糖尿病患儿慎用;③对本品过敏者禁用,过敏体质者慎用。

龙牡壮骨颗粒

Longmu Zhuanggu Keli

《中华人民共和国药典》2015版一部

【药物组成】党参、黄芪、山麦冬、醋龟甲、炒白术、山药、醋南五味子、龙骨、煅牡蛎、茯苓、大枣、甘草、乳酸钙、炒鸡内金、维生素 D_2、葡萄糖酸钙。

【功能主治】强筋壮骨,和胃健脾。用于治疗和预防小儿佝偻病、软骨病;对小儿多汗、夜惊、食欲不振、消化不良、发育迟缓也有治疗作用。

【辨证要点】①小儿佝偻病、软骨病:肝肾亏损证,症见面色不华,发稀,出牙、坐立行走等生长发育迟缓,骨骼软弱,或腰腿酸软,头晕耳鸣,倦怠乏力,夜尿频多,舌淡苔薄白,脉沉细弱;②多汗:肺脾肾虚弱证,症见身体消瘦,身萎不振,动则多汗,晚间尤甚,多梦,惊惕不安,易反复感冒,舌淡苔薄白,脉弱;③厌食:脾胃虚弱证,症见不思饮食,消化不良,泄泻时轻时重或时发时止,食后易泻,吃多后见腹胀、大便多,面色萎黄,神疲倦怠,形体瘦弱,肌肉松弛,舌淡苔薄白,脉沉细弱。

【剂型规格】颗粒剂,(1)每袋5g,(2)每袋3g(无蔗糖)。

【用法用量】开水冲服。2岁以下一次5g或3g(无蔗糖),2~7岁一次7.5g或4.5g(无蔗糖),7岁以上一次10g或6g(无蔗糖),一日3次。

【临床应用】用于佝偻病、厌食症、原发性骨质疏松、夜啼、汗症、心悸、失眠。①治疗佝偻病90例,随机分成治疗组和对照组。治疗组给予龙牡壮骨颗粒治疗,对照组给予葡萄糖酸钙口服液和维生素AD胶囊。结果治疗组总有效率高于对照组,差异有统计学意义[亚太传统医药,2012,8(6):78];②治疗厌食症40例,给予龙牡壮骨颗粒治疗2个月。结果治愈22例,有效15例,无效3例,总有效率92.5%,末梢血微量元素锌、钙含量较治疗前明显提高,差异有统计学意义[世界中医药,2016,11(1):91];③治疗原发性骨质疏松症158例,服用龙牡壮骨颗粒治疗。结果可有效改善疼痛症状,显著提高骨密度值,总有效率为91.1%[中国疗养医学,2012,21(2):152];④治疗小儿夜啼40例,用龙牡壮骨颗粒治疗。结果治愈率75%,有效率97.5%[世界中医药,2016,11(5):831];⑤治疗小儿汗症60例,随机分为对照组和治疗组。治疗组予以口服龙牡壮骨颗粒,对照组予以虚汗停颗粒。结果治疗组疗效明显优于对照组,差异有统计学意义[世界中医药,2015,10(12):1885];⑥治疗成人心悸、汗证、失眠等病均可取得满意疗效[实用中医药杂志,2003,19(2):99]。

【不良反应】尚未见报道。

【注意事项】①本品含党参,不宜与藜芦同用;②本品含维生素D_2、乳酸钙、葡萄糖酸钙,请按推荐剂量服用,不可超量服用;③感冒发热时忌服;④对实热证者慎用;⑤患儿发热期间暂停服本品;⑥佝偻病合并手足搐搦者应加服西药;⑦服药期间应多晒太阳,多食含钙及易消化的食品;⑧忌辛辣、生冷、油腻食物;⑨对本品过敏者禁用,过敏体质者慎用。

乐儿康糖浆

Le'erkang Tangjiang

《中华人民共和国药典》2015版一部

【药物组成】党参、太子参、黄芪、茯苓、山药、薏苡仁、麦冬、制何首乌、大枣、焦山楂、炒麦芽、陈皮、桑枝。

【功能主治】益气健脾,和中开胃。用于脾胃气虚所致的食欲不振、面黄、身瘦;厌食症、营养不良症见上述证候者。

【辨证要点】厌食:脾胃气虚证。症见便溏,饮食减少,神疲倦怠,头晕目眩,少气懒言,面黄身瘦,乏力自汗,舌淡,苔薄白,脉细弱。

【剂型规格】糖浆剂,每瓶 100ml。

【用法用量】口服,1~2 岁一次 5ml;2 岁以上一次 10ml,一日 2~3 次。

【临床应用】用于儿童身体瘦弱、消化不良、食欲不佳、烦躁不安。

【不良反应】尚未见报道。

【注意事项】①本品含党参、太子参,不宜与藜芦同用;②含山楂,不宜与磺胺类药物、呋喃坦啶、利福平、阿司匹林、吲哚美辛合用,会增强毒副作用;③本品甘温补脾,食积化热或胃阴不足所致厌食忌用;④糖尿病患儿慎用;⑤对本品过敏者禁用,过敏体质者慎用;⑥服药期间须建立良好的生活制度,纠正不良的饮食习惯,患儿平时应少吃巧克力及带颜色的饮料和油腻厚味等不易消化的食品。

健脾生血颗粒(片)
Jianpi Shengxue Keli(Pian)
《中华人民共和国药典》2015 年版一部

【药物组成】党参、茯苓、炒白术、甘草、黄芪、山药、炒鸡内金、醋龟甲、山麦冬、醋南五味子、龙骨、煅牡蛎、大枣、硫酸亚铁（$FeSO_4 \cdot 7H_2O$）。

【功能主治】健脾和胃,养血安神。用于小儿脾胃虚弱及心脾两虚型缺铁性贫血;成人气血两虚型缺铁性贫血。

【辨证要点】①小儿贫血:脾胃虚弱及心脾两虚证,症见面色萎黄或㿠白,食少纳呆,腹胀脘闷,大便不调,或伴有不消化食物,烦躁多汗,倦怠乏力,心悸失眠,慢性出血,舌胖色淡,苔薄白,脉细弱;②成人贫血:气血两虚证,症见头晕目眩,少气懒言,乏力自汗,舌淡苔白,脉细弱。

【剂型规格】①颗粒剂,每袋5g。②片剂,每片0.6g。

【用法用量】颗粒剂:饭后用开水冲服。周岁以内一次2.5g(半袋),1~3岁一次5g(1袋),3~5岁一次7.5g(1.5袋),5~12岁一次10g(2袋),成人一次15g(3袋),一日3次或遵医嘱。

片剂:饭后口服。周岁以内一次0.5片,1~3岁一次1片,3~5岁一次1.5片,5~12岁一次2片,成人一次3片,一日3次;或遵医嘱,4周为一个疗程。

【临床应用】用于缺铁性贫血、慢性肾功能衰竭所致贫血、癌性贫血和小儿厌食症。①治疗儿童缺铁性贫血142例,随机分成治疗组和对照组。对照组用硫酸亚铁+维生素C治疗,治疗组用健脾生血颗粒治疗。结果治疗组的显效率及总有效率均高于对照组,差异有统计学意义[现代中西医结合杂志,2010,19(2):191];②治疗慢性肾功能衰竭所致贫血60例。随机分为治疗组和对照组。在常规治疗的基础上,治疗组加服健脾生血颗粒,对照组加用速力菲(琥珀酸亚铁片)。结果治疗组总有效率高于对照组,差异有统计学意义[湖北中医学院,硕士论文,2006];③治疗癌性贫血40例,随机分为治疗组和对照组。治疗组在对照组应用EPO单独治疗的基础上加用健脾生血颗粒。结果治疗组有效率明显高于对照组,差异有统计学意义[浙江中医药大学学报,2011,35(6):883];④治疗小儿厌食症37例,采用健脾生血颗粒和甘草锌联合用药,有效率91.89%[中国社区医师,2012,14(303):184]。

【不良反应】文献报道偶见大便次数增多、轻度上腹部不适[现代中西医结合杂志,2010,19(2):191]。

【注意事项】①非缺铁性贫血(如地中海贫血)患者禁用;②忌茶,勿与含鞣酸类药物合用;③服药期间,部分患儿可出现牙齿颜色变黑,停药后可逐渐消失;少数患儿服药后,可见短暂性食欲下降、恶心、呕吐、轻度腹泻,多可自行缓解;④本品含硫酸亚铁,对胃有刺激性,故宜在饭后服用;⑤对本品过敏者禁用,过敏体质者慎用。

健脾康儿片

Jianpi Kang'er Pian

《中华人民共和国卫生部药品标准中药成方制剂第三册》

【**药物组成**】人参、白术、茯苓、甘草、使君子肉(炒)、鸡内金(醋炙)、山楂(炒)、山药(炒)、陈皮、黄连、木香。

【**功能主治**】健脾养胃,消食止泻。用于脾虚胃肠不和,饮食不节引起:腹胀便泻,面黄肌瘦,食少倦怠,小便短少。

【**辨证要点**】食积腹泻:脾胃虚弱、食滞胃肠证。症见脘腹胀满,便泻,面黄肌瘦,食欲不振,神疲倦怠,形体瘦弱,小便短少,舌质淡,苔薄白,脉沉细弱。

【**剂型规格**】片剂,每片0.2g。

【**用法用量**】口服。周岁以内一次1~2片,1~3岁一次2~4片,3岁以上一次5~6片,一日2次。

【**临床应用**】小儿营养不良。

【**不良反应**】尚未见报道。

【**注意事项**】①本品含山楂,不宜与磺胺类药物、呋喃坦啶、利福平、阿司匹林、吲哚美辛合用,会增强毒副作用;②不宜吃萝卜和喝茶,不宜与含藜芦、五灵脂、皂荚或其制剂同服;③若饮食不洁引起的食物中毒,泄泻呕吐且伴有小便短少者,应及时去医院明确诊断与治疗;④本品对寒凝气滞,或脾胃湿热之泄泻者忌用;⑤忌食生冷、油腻、辛辣的食物;⑥对本品过敏者禁用,过敏体质者慎用;⑦本品含甘草,不宜与海藻、大戟、甘遂、芫花同服。

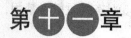

第十一章

惊风类药

本类药物用于小儿惊风病症。惊风又称"惊厥",俗称"抽风",是小儿时期常见的急重证候。临床表现为突然发作的全身或手足局部抽搐,可伴神昏惊风,有急惊风和慢惊风之分。急惊风病势较急,以高热目赤、昏迷抽搐、两目上视、牙关紧闭、口吐白沫、喉间痰鸣等为主证。大多出现在儿童发高热期间,多因热盛或痰热食滞引起,常见于现代医学的小儿流感、急性支气管炎、肺炎、急性扁桃体炎、流行性脑脊髓炎、流行性乙型脑炎等出现高热惊厥的急性传染病或急性感染性疾病。慢惊风病势较缓,虚证明显,以面色淡白或青、神倦嗜睡、缓慢抽搐、时作时止、腹部凹陷、呼吸微缓等为主证而多因呕吐、泄泻或多种重病晚期而久病伤阴所致。慢惊风者应以治疗原发病为主。

本类药物主要有小儿清热镇惊散、猴枣散、小儿镇惊散、小儿珍珠镇惊丸、小儿良友散、小儿牛黄清心散、小儿惊风散、小儿奇应丸等。

儿科七厘散

Erke Qili San

《中华人民共和国卫生部药品标准中药成方制剂第九册》

【药物组成】牛黄、麝香、全蝎(姜、葱水制)、僵蚕、珍珠、琥珀、朱砂、钩藤、天麻(姜汁制)、白附子(制)、防风、蝉蜕、天竺黄、硝石、雄黄、牛膝、薄荷、冰片、甘草。

【功能主治】清热镇惊、祛风化痰。用于小儿急热惊风,感冒发热,痰涎壅盛。

【辨证要点】①急惊风外感风热,热扰肝经证,症见昏迷、烦躁谵妄,反复惊厥,状见有汗或无汗,伴头痛、咳嗽、咽痛,舌淡苔薄白或薄黄,脉浮数;②瘟毒外感邪陷心包证,症见伴两目上视,口噤项强,四肢厥冷,胸腹灼热,唇舌干燥,舌紫绛少津苔薄,脉沉细数。

【剂型规格】散剂,每袋装 0.26g。

【用法用量】口服。1 岁以下一次 1/2 袋,1 岁以上一次 1 袋,一日 1 次。

【临床应用】主要用于治疗:①小儿肺炎,出现高热,持续不退,气促,鼻翼煽动,咳嗽,烦躁不安,神志不清;②中毒性痢疾,起病急骤,突然高热,口渴欲饮,呕吐,烦躁不安,惊厥,神志不清,继而面色苍白,四肢发冷呼吸不匀,血压下降,数小时后出现脓血便等;③流行性乙型脑炎,症见高热,头痛,恶心呕吐,烦躁不安,神志不清,颈项强直,四肢抽搐等;④流行性脑脊髓膜炎,症见发热恶寒头痛,颈项强直,喷射性呕吐,神志不清,四肢抽搐,前囟饱满或膨隆,皮疹初为红色斑丘疹,迅速转为瘀斑等。

【不良反应】尚未见报道。

【注意事项】①本品含朱砂、雄黄,为毒性药材,不宜过量、久服,宜中病即止,6 个月以下小儿慎用;②本品含甘草,不宜与海藻、大戟、甘遂、芫花同服。

儿童回春颗粒

Ertong Huichun Keli

《中华人民共和国卫生部药品标准中药成方制剂第十二册》

【药物组成】黄连、水牛角浓缩粉、羚羊角、人中白(煅)、淡豆豉、大青叶、荆芥(去粗梗)、羌活、葛根、地黄、川木通、赤芍、黄芩、前胡、玄参（去芦）、桔梗、柴胡、西河柳、升麻、牛蒡子（炒）。

【功能主治】清热解毒,透表豁痰。用于急性惊风,伤寒发热,临夜发热,小便带血,麻疹隐现不出而引起身热咳嗽;赤痢、水泻、食积、腹痛。

【辨证要点】感冒夹惊或感受疫疠之邪,症见高热面红,咳嗽痰多,气喘烦躁神昏,惊风抽搐。舌红苔黄,脉滑数。

【剂型规格】每袋装 0.5g。

【用法用量】开水冲服。1 岁以下婴儿一次服 1/4 包,1~2 岁服 1/2 包,3~4 岁服 3/5 包,5~7 岁服 1 包,一日 2~3 次。

【临床应用】用于急性惊风,伤寒发热,临夜发热,小便带血,麻疹隐现不出而引起身热咳嗽;赤痢、水泻、食积、腹痛。

【不良反应】尚未见报道。

【注意事项】①忌辛辣油腻食物;②凡脾虚腹泻、慢脾风证及各种痘疹疤疮发作时均禁用,脾虚腹泻表现为食后脘腹饱胀、腹泻、泻下不消化物、消瘦、乏力;慢脾风证表现为闭目摇头、面唇发青发黯,四肢厥冷,昏睡不语,舌短声哑,呕吐清水等。

万应胶囊

Wanying Jiaonang

《中华人民共和国药典》2015 年版一部

【药物组成】胡黄连、黄连、儿茶、冰片、香墨、熊胆粉、麝香、人工牛黄、牛胆汁。

【功能主治】清热,解毒,镇惊。用于邪毒内蕴所致的口舌生疮、牙龈咽喉肿痛,小儿高热、烦躁易惊。

【辨证要点】①急惊风外感风热,热扰肝经证,症见昏迷,烦躁谵妄,反复惊厥,状见有汗或无汗,伴头痛、咳嗽、咽痛,舌淡苔薄白或薄黄,脉浮数;②瘟毒外感邪陷心包证,症见伴两目上视,口噤项强,四肢厥冷,胸腹灼热,唇舌干燥,舌紫绛少津苔薄,脉沉细数。

【剂型规格】胶囊剂,每粒装①0.3g;②0.15g。

【用法用量】口服。一次规格①1~2粒,规格②2~4粒,一日2次;3岁以内小儿酌减。

【临床应用】①治疗小儿上呼吸道感染30例,将上呼吸道感染的患儿随机分成万应胶囊治疗组和瓜霜退热灵对照组进行对比观察。结果治疗组总有效率为90%,对照组为70%[上海中医杂志,2000(5):411];②治疗小儿口腔炎35例,治愈15例,好转17例,无效3例,总有效率91%[现代中西医结合杂志,2004,13(10):1294]

【不良反应】尚未见报道。

【注意事项】①本品为风热,肺热上攻急喉痹所致,若肺胃阴虚所致慢喉痹不宜使用,表现为咽喉疼痛、咽痒、咽干、异物感;②本品用于小儿外感急惊风证,若脾虚肝旺慢惊风证或阴虚生风虚风内动证,不宜应用,脾虚肝旺慢惊风证表现为面色苍白,嗜睡无神,抽搐无力,时作时止,或两手颤动,筋惕肉瞤等;阴虚生风虚风内动证表现为咽干、咽痛、头昏目眩、心烦不眠、耳鸣、健忘、手足心热,或目赤、口舌生疮、舌质嫩红等;③本品含苦寒泄降药物,脾胃虚弱、体弱小儿不宜久服,脾胃虚弱表现为大便稀溏,色淡无臭味,夹有不消化食物残渣,食后易泄,吃多后见腹胀、大便多,平素食欲不振,面色萎黄,神疲倦怠,形体瘦弱;④服药期间饮食宜清淡,忌食辛辣、油腻之品。

万应锭

Wanying Ding

《中华人民共和国药典》2015年版一部

【药物组成】胡黄连、黄连、儿茶、冰片、香墨、熊胆粉、麝香、牛黄、牛胆汁。

【功能主治】清热,解毒,镇惊。用于邪毒内蕴所致的口舌生疮、牙龈咽喉肿痛、小儿高热、烦躁易惊。

【辨证要点】①急惊风外感风热,热扰肝经证,症见昏迷,烦躁谵妄,反复惊厥,状见有汗或无汗,伴头痛、咳嗽、咽痛,舌淡苔薄白或薄黄,脉浮数;②瘟毒外感邪陷心包证,症见伴两目上视,口噤项强,四肢厥冷,胸腹灼热,唇舌干燥,舌紫绛少津苔薄,脉沉细数。

【剂型规格】锭剂,每10锭重1.5g。

【用法用量】口服。一次2~4锭,一日2次;3岁以内小儿酌减。

【临床应用】主要用于口腔溃疡、急性咽炎、扁桃体炎、化脓性扁桃体炎、小儿上呼吸道感染、支气管肺炎、麻疹肺炎、支气管扩张咯血、上消化道出血等病症。

【不良反应】尚未见报道。

【注意事项】①本品为风热,肺热上攻急喉痹所设,若肺胃阴虚所致慢喉痹不宜使用,肺胃阴虚表现为干咳少痰,口燥咽干,形体消瘦,饥不欲食,或胃部隐痛,或大便干结,小便短少等;②本品用于治疗小儿外感急惊风证,若脾虚肝旺慢惊风证或阴虚生风虚风内动证,不宜应用,脾虚肝旺慢惊风证表现为面色苍白,嗜睡无神,抽搐无力,时作时止,或两手颤动,筋惕肉瞤等;阴虚生风虚风内动证表现为咽干、咽痛、头昏目眩、心烦不眠、耳鸣、健忘、手足心热,或目赤、口舌生疮、舌质嫩红等;③本品含苦寒泄降药物,脾胃虚弱、体弱小儿不宜久服;④服药期间饮食宜清淡,忌食辛辣、油腻之品。

小儿七珍丸（丹）

Xiao'er Qizhen Wan（Dan）

《中华人民共和国卫生部药品标准中药成方制剂第十九册》

【**药物组成**】雄黄、天麻、天竺黄、全蝎、僵蚕（炒）、清半夏、钩藤、桔梗、黄芩、巴豆霜、胆南星、蝉蜕、蟾酥（制）、沉香、水牛角浓缩粉、羚羊角、人工牛黄、麝香、朱砂。

【**功能主治**】消积导滞，通便泻火，镇惊退热，化痰息风。用于小儿感冒发热，夹食夹惊，乳食停滞，大便不通，惊风抽搐，痰涎壅盛。

【**辨证要点**】①急惊风外感风热，热扰肝经证，症见昏迷，烦躁谵妄，反复惊厥，状见有汗或无汗，伴头痛、咳嗽、咽痛，舌淡苔薄白或薄黄，脉浮数；②瘟毒外感邪陷心包证，症见伴两目上视，口噤项强，四肢厥冷，胸腹灼热，唇舌干燥，舌紫绛少津苔薄，脉沉细数。

【**剂型规格**】水丸，每 100 粒重 0.62g。

【**用法用量**】用白开水或糖水送服，或暗投入食物中，或同乳共服，空腹服最好。一般 1~2 个月小儿一次 3 粒，3~6 个月一次 5~6 粒，7~11 个月一次 8~9 粒，1~2 岁一次 15 粒，3~4 岁一次 25 粒，5~6 岁一次 30 粒，7~8 岁一次 35 粒，9 岁及 9 岁以上一次 40 粒。若未奏效，隔 24 小时再服一次，最多限服三次。服用一次为 1 疗程。

【**临床应用**】用于高热惊厥、感染中毒性休克、流行性乙型脑炎、肠道急性感染、痉挛、原发性癫痫等。①治疗小儿乳食积滞、痰火互结证 404 例，痊愈率 33.77%，总有效率为 94.04%[山西医科大学学报, 2007, 38（5）: 4401]；②治疗接种疫苗后发热31 例，显效 16 例，有效 12 例，无效 3 例，总有效率 90.3%[中医儿科杂志, 2009, 5（3）: 21]。

【不良反应】①小儿七珍丸曾致成人慢性砷中毒 2 例［药物不良反应杂志，2009，11（1）：35-36］；②有报道服用小儿七珍丹致小儿肠套叠 7 例［中国中西医结合杂志，2002，22（8）：6211］；③本品所含蟾酥属动物分泌液提取液、羚羊角含角质蛋白，这些成分作为异体蛋白进入人体内可引起过敏反应；而蟾酥、巴豆、朱砂、雄黄都属于毒性药物，过量服用可引起毒性反应；巴豆霜对皮肤、胃肠道黏膜有刺激作用，可引起皮肤发红、胃肠炎等。

【注意事项】①忌辛辣油腻食物；②凡脾虚腹泻、慢脾风证及各种痘疹疮疡发作时均禁用，脾虚腹泻表现为食后脘腹饱胀、腹泻、泻下不消化物、消瘦、乏力；慢脾风证表现为闭目摇头，面唇发青发黯，四肢厥冷，昏睡不语，舌短声哑，呕吐清水等；③本品含朱砂、雄黄、蟾酥、巴豆，为毒性药材，不宜过量、久服，宜中病即止，6 个月以下小儿慎用。

小儿太极丸

Xiao'er Taiji Wan

《中华人民共和国卫生部药品标准中药成方制剂第二册》

【药物组成】胆南星、天竺黄、僵蚕、大黄、冰片、人工麝香、朱砂。

【功能主治】镇惊清热，涤痰消积。用于小儿急惊，手足抽搐，角弓反张，食积痞满。内热咳嗽等症。

【辨证要点】①急惊风内热病，症见发热面赤，烦躁口渴，喉暗痰鸣，脘腹胀满，停食停乳，不思饮食，呕吐酸腐，咳嗽痰多；②惊厥：症见手足抽搐，角弓反张，牙关紧闭，目斜上视。舌苔薄黄，脉浮数或浮滑等。

【剂型规格】丸剂，每丸重 1g。

【用法用量】口服。小儿一次 1 丸，一日 2 次，周岁以内酌减。

【临床应用】用治小儿喘憋性肺炎。

【不良反应】尚不明确。

【注意事项】①脾虚无积热以及泄泻便溏者忌服；②本品含有朱砂,不宜与碘化物、硝酸盐、硫酸亚铁、碳酸氢钠、巴比妥、含苯甲酸钠的药物如咖溴合剂等同服。

小儿牛黄清心散

Xiao'er Niuhuang Qingxin San

《中华人民共和国卫生部药品标准中药成方制剂第二册》

【药物组成】天麻、胆南星、黄连、赤芍、大黄、全蝎、水牛角浓缩粉、僵蚕、牛黄、琥珀、雄黄、冰片、朱砂、金礞石。

【功能主治】清热化痰、镇惊止痉。用于小儿内热,急惊痰喘,四肢抽搐,神志昏迷。

【辨证要点】急惊风内热病,邪扰心肝证。症见发热、咳嗽、流涕、咽痛,热灼津液见烦躁口渴、面口红赤、眼屎增多、便干尿黄等症状。挟有肠胃积热时可见恶心呕吐、腹胀、便秘等症状;挟有热扰心肝,则可出现惊惕、神昏、抽搐。症见发热面赤,手足抽搐,牙关紧闭,喉暗痰鸣,神昏烦躁。舌红苔黄,脉象弦数等。

【剂型规格】散剂,每袋装 0.6g。

【用法用量】口服。周岁以内,一次 1/2 袋,1~3 岁每次 1 袋,3 岁以上酌增,每日 1~2 次。

【临床应用】用治小儿上呼吸道感染,疱疹性口腔炎,儿童腮腺炎并脑膜脑炎,手足口病,毛细支气管炎。①治疗小儿上呼吸道感染 76 例,治愈率为 66%,有效率为 34%,总有效率为100%[现代中西医结合杂志,2012,21(2):171];②治疗疱疹性口腔炎 100 例,总有效率为 89%[中国药师,2013,16(7):

1053-1054];③治疗儿童腮腺炎并脑膜脑炎 55 例,总有效率为 96.7%[中国药导报,2012,18(2):43-44];④治疗手足口病 100 例,总有效率为 96.5%[光明中医,2013,28(3):504-505];⑤治疗毛细支气管炎 400 例,总有效率为 96.25%[中国现代药物应用,2014,8(18):177-188]。

【不良反应】尚不明确。

【注意事项】①风寒感冒,痘疹期间引起的内热发热忌服;②金礞石中的金属元素可与四环素族及异烟肼生成络合物,影响后者吸收;③本品含有朱砂、雄黄,不宜与碘化物、硝酸盐、硫酸亚铁、碳酸氢钠、巴比妥、含苯甲酸钠的药物如咖溴合剂等同服;④本品含牛黄,不宜与水合氯醛、吗啡、苯巴比妥合用;⑤本品含全蝎,不宜过量、久服。

小儿牛黄散

Xiao'er Niuhuang San

《中华人民共和国卫生部药品标准中药成方制剂第一册》

【药物组成】钩藤、僵蚕(麸炒)、天麻、全蝎、黄连、大黄、胆南星(酒炙)、浙贝母、天竺黄、法半夏、化橘红、滑石、牛黄、麝香、朱砂、冰片。

【功能主治】清热镇惊,散风化痰。用于小儿食滞内热引起咳嗽发热,呕吐痰涎,烦躁不安,睡卧不宁,惊风抽搐,神志不清,大便燥结。

【辨证要点】①急惊风外感风热,热扰肝经证,症见昏迷,烦躁谵妄,反复惊厥,状见有汗或无汗,伴头痛、咳嗽、咽痛,舌淡苔薄白或薄黄,脉浮数;②瘟毒外感邪陷心包证,症见伴两目上视,口噤项强,四肢厥冷,胸腹灼热,唇舌干燥,舌紫绛少津苔薄,脉沉细数。

【剂型规格】散剂,每瓶 0.9g。

【用法用量】口服,每次 0.9g;一日 2 次。周岁以内小儿酌减。

【临床应用】临床用于上呼吸道感染、急性扁桃体炎、肺炎、急性传染病发热等。

【不良反应】尚未见报道。

【注意事项】①本品所含朱砂有一定毒性,不宜过量或长期服用,肾病患者慎服;②无热证、大便溏薄者慎用。

小儿百寿丸

Xiao'er Baishou Wan

《中华人民共和国药典》2015 年版一部

【药物组成】钩藤、僵蚕、胆南星、天竺黄、桔梗、木香、砂仁、陈皮、麸炒苍术、茯苓、炒山楂、六神曲、炒麦芽、薄荷、滑石、甘草、朱砂、牛黄。

【功能主治】清热散风,消食化滞。用于小儿风热感冒、积滞,症见发热头痛、脘腹胀满、停食停乳、不思饮食、呕吐酸腐、咳嗽痰多、惊风抽搐。

【辨证要点】①感冒风热夹积证:症见浑身酸痛、鼻塞流涕、咳嗽有痰;暑湿感冒表现为头身困重,胸脘痞满,纳呆。②小儿急惊风证:症见发热头痛,脘腹胀满,停食停乳,不思饮食,呕吐酸腐,咳嗽痰多,惊风抽搐。舌苔薄黄,脉浮数或浮滑。

【剂型规格】蜜丸,每丸重 3g。

【用法用量】口服。一次一丸,一日 2 次;周岁以内儿童酌减。

【临床应用】用于小儿急性上呼吸道感染、小儿胃肠型感冒、厌食、支气管炎、肺炎、高热惊厥等。

【不良反应】尚不明确。

【注意事项】同第 6 页"小儿百寿丸"。

小儿回春丸（大蜜丸）
Xiao'er Huichun Wan（Dami Wan）
《中华人民共和国卫生部药品标准中药成方制剂第十一册》

【药物组成】防风、羌活、雄黄、牛黄、川贝母、天竺黄、胆南星、麝香、冰片、蛇含石（醋煅）、朱砂、天麻、钩藤、全蝎、僵蚕（麸炒）、白附子（制）、甘草。

【功能主治】息风镇惊，化痰开窍。用于小儿急惊抽搐，痰涎壅盛，神昏气喘，烦躁发热等。

【辨证要点】急惊风痰热壅盛证。症见高热心烦，口渴多饮，烦躁谵语，惊厥抽搐，神志不清，咳嗽，呕吐痰涎，大便不通，舌红，苔黄腻，脉滑数。

【剂型规格】水丸，每 5 粒重 3g；大蜜丸，每丸重 1.5g。

【用法用量】水丸，饭前用开水化服，1~2岁每次服2粒，3~4岁每次服3粒，5~9岁每次服4粒，10岁以上每次服5粒，每日1~3次。大蜜丸，口服，一次 1 丸，一日 2 次。周岁以内小儿酌减。

【临床应用】用于小儿高热惊厥、上呼吸道感染、流行性乙型脑炎、流行性脑脊髓膜炎、中毒性痢疾等。将本品溶化后作保留灌肠治疗小儿感冒、高热惊厥亦有良效。

【不良反应】尚未见报道。

【注意事项】①服药期间避风，忌食醋及辛辣、油腻食物；②寒湿型抽搐者及发疹、有便秘者忌服，寒湿抽搐表现为畏寒肢冷、血流不畅、肌肤疼痛、关节挛痹等症。

小儿抗惊片

Xiao'er Kangjing Pian

《中华人民共和国卫生部药品标准中药成方制剂第十三册》

【**药物组成**】朱砂、天竺黄、胆南星、巴豆霜、全蝎（去钩）、天麻、蜈蚣（去头足焙）、雄黄。

【**功能主治**】平肝息风,镇惊解抽。用于急慢惊风,痰壅中满,夜啼不宁,便青。

【**辨证要点**】痫证风痰上扰证。症见突然昏倒,四肢抽搐,喉中痰鸣,心烦失眠,性情急躁,头痛,思维障碍,动作迟缓。舌淡苔白腻,脉浮数或滑数。

【**剂型规格**】片剂,每片 0.25g。

【**用法用量**】口服。一次 1 片,一日 2 次。

【**临床应用**】用于急慢惊风,夜啼不宁,便青。

【**不良反应**】尚未见报道。

【**注意事项**】①朱砂主要成分为硫化汞,可与碘化物、溴化物生成碘化汞或溴化汞,毒性增加;②本品含朱砂、巴豆霜,不可长期服用,服药期间定期检查血、尿中汞离子浓度及肝肾功能。

小儿良友散

Xiao'er Liangyou San

《中华人民共和国卫生部药品标准中药成方制剂第二册》

【**药物组成**】薄荷、天麻、钩藤、全蝎、僵蚕、蝉蜕、天竺黄、朱砂、牛黄、雄黄、琥珀。

【**功能主治**】镇惊,祛风,化痰。用于急热惊风,痰喘咳嗽,痰涎壅盛。

【辨证要点】①急惊风热病,邪扰心肺证,症见发热面赤,手足抽搐,牙关紧闭。舌红苔黄,脉数有力等;②痰喘咳嗽,痰涎壅盛之证。症见喉喑痰鸣,痰多咳嗽。

【剂型规格】散剂,每袋装 0.15g。

【用法用量】口服。不满 6 个月每次 1/2 包,1 岁每次 1 包,2 岁每次 2 包,3 岁每次 3 包,4 岁以上每次 4 包,早晚各服一次。

【临床应用】用治小儿感冒,高热惊厥。

【不良反应】尚不明确。

【注意事项】①服药期间忌食生冷、油腻及辛辣不消化物;②本品含有朱砂、雄黄,不宜与碘化物、硝酸盐、硫酸亚铁、碳酸氢钠、巴比妥、含苯甲酸钠的药物如咖溴合剂等同服;③本品含全蝎,不宜过量、久服。

小儿抽风散

Xiao'er Choufeng San

《中华人民共和国卫生部药品标准中药成方制剂第三册》

【药物组成】蜈蚣、全蝎、蝉蜕、僵蚕(麸炒)、半夏(制)、天南星(制)、厚朴(姜制)、橘红、枳壳(麸炒)、甘草、朱砂、土鳖虫、钩藤、薄荷。

【功能主治】清热祛风,镇惊安神。用于小儿惊风,四肢抽搐,口眼喎斜。

【辨证要点】①急惊风外感风热、热扰肝经证,症见昏迷、烦躁谵妄,反复惊厥,状见有汗或无汗,伴头痛、咳嗽、咽痛,舌淡苔薄白或薄黄,脉浮数;②瘟毒外感邪陷心包证,症见伴两目上视,口噤项强,四肢厥冷,胸腹灼热,唇舌干燥,舌紫绛少津苔薄,脉沉细数。

【剂型规格】散剂,每袋装 1g。

【用法用量】口服。1~2岁一次0.3~0.6g,3~5岁一次0.9~1g,一日2次。

【临床应用】用于小儿惊厥、上呼吸道感染等。

【不良反应】尚未见报道。

【注意事项】①朱砂主要成分为硫化汞,可与碘化物、溴化物生成碘化汞或溴化汞,毒性增加;②本品含朱砂不可长期服用,服药期间定期检查血、尿中汞离子浓度及肝肾功能。

小儿奇应丸

Xiao'er Qiying Wan

《中华人民共和国卫生部药品标准中药成方制剂第四册》

【药物组成】雄黄、朱砂、天竺黄、胆南星、天麻、僵蚕、冰片、黄连、雷丸、牛黄、琥珀、桔梗、蟾酥、鸡内金。

【功能主治】清热解毒,镇惊息风,消食杀虫。主治小儿急慢惊风,高热惊厥咳嗽多痰,食积,虫积。

【辨证要点】急惊风外感热病,邪扰心肝证。症见发热面赤,烦躁口渴,手足抽搐,喉暗痰鸣。舌红苔黄,脉数有力等。

【剂型规格】水丸,0.5g(约80粒)。

【用法用量】口服,1岁小儿一次7粒,2~3岁10粒,4~6岁15~20粒,7~9岁30粒,10岁以上40粒,不满周岁酌减。一日3次。

【临床应用】用治小儿感冒、高热惊厥、麻疹未透等急性传染性疾病和细菌感染性疾病。治疗外感发热风热犯表病333例,结果表明,总有效率87.84%[云南中医药杂志,2005,26(6):31]。

【不良反应】尚不明确。

【注意事项】①本品含有蟾酥,不宜与洋地黄类强心苷、普罗帕酮、奎尼丁服用;②本品含有朱砂、雄黄,不宜与碘化物、硝酸盐、硫酸亚铁、碳酸氢钠、巴比妥、含苯甲酸钠的药物如咖溴合剂等同服；③忌食生冷油腻之物；④脾胃虚寒症见腹痛、喜暖、泄泻者慎用。

小儿珍珠镇惊丸
Xiao'er Zhenzhu Zhenjing Wan
《国家中成药标准汇编口腔肿瘤儿科分册》

【药物组成】珍珠、牛黄、胆南星、天竺黄、木香、雷丸、琥珀、银柴胡、胡黄连、槟榔、朱砂、六神曲等十三味药。

【功能主治】清热化痰镇惊。用于小儿痰热惊风兼内伤食积所致的惊惧不安，痰涎壅盛。

【辨证要点】①痰涎壅盛之证。症见发热，咳嗽，痰多；②急惊风热病，饮食内积证。症见不思饮食，脘腹胀满，大便酸臭，舌红苔黄，脉数弦滑等。

【剂型规格】丸剂，每瓶装 0.6g。

【用法用量】口服。1~2 岁，一日 0.3g，分 4 次服；3~4 岁，一日 0.3g，分 2 次服；5~7 岁，一次 0.3g，一日 2 次；7 岁以上，一次 0.3g，一日 3 次；或遵医嘱。

【临床应用】用治小儿饮食积滞所致惊惧不安，发热，痰多咳嗽，腹部胀痛，食欲不振；小儿胃肠型感冒、厌食、支气管炎、肺炎、高热惊厥等。

【不良反应】尚不明确。

【注意事项】①服药期间忌食生冷、油腻及辛辣不消化物；②本品含有朱砂，不宜与碘化物、硝酸盐、硫酸亚铁、碳酸氢钠、巴比妥、含苯甲酸钠的药物如咖溴合剂等同服；③珍珠的主要成分为碳酸钙、铝、铜、铁、镁、锰、锌等，可与四环素族及异烟肼生成络合物，影响后者吸收。

小儿脐风散

Xiao'er Qifeng San

《中华人民共和国卫生部药品标准中药成方制剂第五册》

【药物组成】全蝎、猪牙皂、大黄、当归、巴豆霜、硇砂、朱砂、人工牛黄。

【功能主治】清热驱风，镇惊化痰。用于初生小儿胎火内热引起的睡卧易惊，啼哭不安，身热面赤，咳嗽痰多，大便不通，惊风抽搐。

【辨证要点】急惊风内热证。症见夜啼不安，易惊醒，发热，流涕，咳嗽痰壅，大便不通，发热面赤，手足抽搐，牙关紧闭，喉喑痰鸣，神昏烦躁，舌红苔黄，脉象弦数等。

【剂型规格】散剂，每袋装 0.15g。

【用法用量】口服。每次 0.075g。

【临床应用】主要用治新生儿破伤风，新生儿咽下综合征，高热惊厥，小儿感冒，抽动症。治疗新生儿咽下综合征 30 例，有效率为 100%［中国厂矿医学，2009，22（3）：350］。

【不良反应】尚不明确。

【注意事项】①本品含毒性药，按量服用，不宜多服；②本品含有朱砂，不宜与碘化物、硝酸盐、硫酸亚铁、碳酸氢钠、巴比妥、含苯甲酸钠的药物如咖溴合剂等同服；③本品含全蝎，不宜过量、久服；④服药期间忌食生冷、油腻及辛辣不消化物。

小儿清热镇惊散

Xiao'er Qingre Zhenjing San

《中华人民共和国卫生部药品标准中药成方制剂第四册》

【药物组成】黄连、胆南星、天竺黄、全蝎、僵蚕、甘草、牛黄、朱砂、冰片。

【功能主治】清热镇惊，开窍定搐。用于小儿脏腑积热引起的急热惊风，手足抽搐，咳嗽身热，痰涎壅盛，烦躁口渴，睡卧不安。

【辨证要点】①发热：急惊风热邪传里，直犯厥阴证，症见壮热不退，来势壮盛，脸红、咳嗽、全身倦怠无力、酸痛、头晕、头痛、呕吐、腹痛、嗜睡、活动力差、食欲不振等症状；②手足躁动，项强拘急，目睛上视，牙关紧闭，舌红苔燥，脉象弦数等。

【剂型规格】散剂，每瓶装 0.6g。

【用法用量】口服，一次 0.6g，一日 2 次；周岁以内小儿酌减。

【临床应用】用治上呼吸道感染、支气管炎、支气管肺炎、急性腹泻、麻疹等引起的发热惊厥。治疗 63 例，随机分治疗组 32 例，对照组 31 例。治疗组给予小儿清热镇惊散治疗，对照组给予安定片治疗。治疗组平均发热次数为 6.03 次，对照组平均发热次数为 7.06 次。治疗组复发率为 3%，对照组复发率为 6%，两组比较差异有统计学意义［湖南中医学院报，2006，26（1）：47］。

【不良反应】尚不明确。

【注意事项】①服药期间忌食生冷、油腻、辛辣及不消化物；②本品含有朱砂，不宜与碘化物、硝酸盐、硫酸亚铁、碳酸氢钠、巴比妥、含苯甲酸钠的药物如咖溴合剂等同服；③本品含有甘草，不宜与海藻、大戟、甘遂、芫花同用；④本品含全蝎，不宜过量、久服。

小儿惊风七厘散

Xiao'er Jingfeng Qili San

《中华人民共和国卫生部药品标准中药成方制剂第十一册》

【药物组成】牛黄、人工麝香、雄黄、天竺黄、琥珀、蝉蜕、全蝎、僵蚕（姜炙）、胆南星、天麻（姜汁吸）、钩藤、白附子（制）、紫苏叶、法半夏（砂炒）、薄荷、羌活、独活、白术（麸炒）、山药（麸炒）、白芍（酒炙）、陈皮、天花粉、黄连、厚朴（姜炙）、黄芩（酒炙）、栀子（炒）、猪牙皂、龙齿（煅）、茯苓、甘草、冰片、朱砂、芒硝。

【功能主治】祛风化痰，解热镇惊。用于小儿外感风邪，惊风抽搐，咳吐痰涎，食滞呕吐，腹痛泄泻。

【辨证要点】急惊风痰热壅盛证。症见高热心烦，口渴多饮，烦躁谵语，惊厥抽搐，神志不清，咳嗽，呕吐痰涎，大便不通。舌红，苔黄腻，脉滑数。

【剂型规格】散剂，每瓶 0.2g。

【用法用量】口服。一岁以内，一次半瓶；一岁以上，一次 1 瓶。

【临床应用】用于小儿外感风邪，惊风抽搐，咳吐痰涎，食滞呕吐，腹痛泄泻。

【不良反应】尚未见报道。

【注意事项】麻疹及慢惊风忌用。

小儿惊风片

Xiao'er Jingfeng Pian

《中华人民共和国卫生部药品标准中药成方制剂第十五册》

【药物组成】琥珀、防风、僵蚕（麸炒）、天麻、川贝母、胆南星、关白附（制）、天竺黄、全蝎、朱砂、冰片、人工麝香、甘草、钩藤。

【功能主治】镇惊息风,解热化痰。用于小儿急热惊风,身热面赤,烦躁不宁,四肢抽搐,目窜口噤,痰涎壅盛,昏迷不醒。

【辨证要点】①急惊风外感风热,热扰肝经证,症见昏迷,烦躁谵妄,反复惊厥,状见有汗或无汗,伴头痛、咳嗽、咽痛,舌淡苔薄白或薄黄,脉浮数;②瘟毒外感邪陷心包证,症见伴两目上视,口噤项强,四肢厥冷,胸腹灼热,唇舌干燥,舌紫绛少津苔薄,脉沉细数。

【剂型规格】片剂。

【用法用量】温开水化服。一次2片。

【临床应用】用于小儿急热惊风,身热面赤,烦躁不宁,四肢抽搐,目窜口噤,痰涎壅盛,昏迷不醒。

【不良反应】尚未见报道。

【注意事项】①忌辛辣油腻食物;②凡脾虚腹泻、慢脾风证及各种痘疹疮疖发作时均禁用,脾虚腹泻表现为食后脘腹饱胀、腹泻、泻下不消化物、消瘦、乏力;慢脾风证表现为闭目摇头,面唇发青发黯,四肢厥冷,昏睡不语,舌短声哑,呕吐清水等。

小儿惊风散

Xiao'er Jingfeng San

《中华人民共和国药典》2015年版一部

【药物组成】全蝎、炒僵蚕、雄黄、朱砂、甘草。

【功能主治】镇惊息风。用于小儿惊风,抽搐神昏。

【辨证要点】①急惊风外感风热,热扰肝经证,症见昏迷,烦躁谵妄,反复惊厥,状见有汗或无汗,伴头痛、咳嗽、咽痛,舌淡苔薄白或薄黄,脉浮数;②瘟毒外感邪陷心包证,症见伴两目上视,口噤项强,四肢厥冷,胸腹灼热,唇舌干燥,舌紫绛少津苔薄,脉沉细数。

【剂型规格】散剂,每袋装 1.5g。

【用法用量】口服,周岁小儿一次 1.5g,一日 2 次;周岁以内小儿酌减。

【临床应用】用治热证惊风、食滞惊风、惊恐惊风等。

【不良反应】尚未见报道。

【注意事项】①麻疹及慢惊风忌用;②大便溏薄者慎用;③本品含雄黄、朱砂,不宜多服、久服。

小儿惊安丸
Xiao'er Jing'an Wan
《中华人民共和国卫生部药品标准中药成方制剂第十册》

【药物组成】牛黄、人工麝香、天竺黄、僵蚕、全蝎(酒洗,去头尾足)、天麻、朱砂、升麻、天花粉、葶苈子、防风、葛根、麻黄、冰片、茯苓、黄连、琥珀、生姜、竹沥。

【功能主治】镇惊安神,豁痰清热。用于小儿惊风,痰涎壅盛,气促不安。

【辨证要点】急惊风痰食阻窍证。症见发热抽搐,烦躁不安,痰喘气急,惊痫不安,舌红苔厚腻,脉数有力。

【剂型规格】每 10 丸重 0.3g。

【用法用量】口服。一次 10~20 粒,一日 1~2 次,3 岁以下小儿酌减。

【临床应用】用于小儿惊风,痰涎壅盛,气促不安。

【不良反应】尚未见报道。

【注意事项】①朱砂主要成分为硫化汞,可与碘化物、溴化物生成碘化汞或溴化汞,毒性增加;②本品含朱砂不可长期服用,服药期间定期检查血、尿中汞离子浓度及肝肾功能。

小儿镇惊散

Xiao'er Zhenjing San

《中华人民共和国卫生部药品标准中药成方制剂第五册》

【药物组成】甘草、胆南星、枳壳、朱砂、天竺黄、茯苓、全蝎、僵蚕、琥珀、硝石、白附子。

【功能主治】镇惊解热。用于小儿急热惊风，痰涎壅盛。

【辨证要点】①惊厥：急惊风外感热病，邪扰心肺证，症见四肢肌肉抽搐，双眼上翻、凝视或斜视，瞳孔扩大，神昏烦躁，惊搐。舌苔薄黄、脉象浮数；②发热：发热面赤，头痛，咳嗽流涕，咽红。

【剂型规格】散剂，每瓶装 0.55g。

【用法用量】口服。1~2 岁，一次 2 瓶，1 岁以下，一次 1 瓶。

【临床应用】用治小儿感冒，高热惊厥。

【不良反应】尚不明确。

【注意事项】①服药期间忌食生冷、油腻及辛辣不消化物；②本品含有甘草，不宜与海藻、大戟、甘遂、芫花同用；③本品含全蝎，不宜过量、久服。

婴宁散

Ying Ning San

《中华人民共和国卫生部药品标准中药成方制剂第六册》

【药物组成】胆南星、关白附、蝉蜕、甘草、钩藤、薄荷叶、天竺黄、全蝎、白芷、木香、天花粉、天麻、僵蚕、金礞石、石菖蒲、牛黄、防风、麝香、雄黄、冰片、远志、珍珠、茯苓、琥珀、沉香、朱砂。

【功能主治】驱风，除痰，定惊，开窍。用于小儿惊风，痰涎壅盛,夜啼惊跳。

【辨证要点】急惊风外感热病,邪扰心肺证。症见发夜啼不安,易惊醒,发热,流涕,咳嗽痰壅,大便不通,发热面赤,手足抽搐,牙关紧闭,喉暗痰鸣,神昏烦躁。舌红苔黄,脉象弦数等。

【剂型规格】散剂,每瓶装 0.3g。

【用法用量】口服。一次 0.3g,重症者 0.6g,十天以内的婴儿,一次服 0.15g。

【临床应用】用治惊恐惊风,高热惊厥。

【不良反应】尚不明确。

【注意事项】①珍珠的主要成分为碳酸钙、铝、铜、铁、镁、锰、锌等,可与四环素族及异烟肼生成络合物,影响后者吸收;②本品含有朱砂、雄黄,不宜与碘化物、硝酸盐、硫酸亚铁、碳酸氢钠、巴比妥、含苯甲酸钠的药物如咖溴合剂等同服;③慢惊风慎用;④本品含有甘草,不宜与海藻、大戟、甘遂、芫花同用;⑤金礞石中的金属元素可与四环素族及异烟肼生成络合物,影响后者吸收;⑥本品含全蝎,不宜过量、久服。

猴枣散

Houzao San

《中华人民共和国卫生部药品标准中药成方制剂第五册》

【药物组成】羚羊角、麝香、猴枣、月石、伽楠香、川贝母、金礞石、天竺黄。

【功能主治】清热化痰,镇惊开窍。主治痰热壅盛所致的小儿高热,惊风,咳喘等症。

【辨证要点】①风温病:热邪内传心营,灼津为痰,蒙闭心包,堵塞窍机,扰乱神明,症见神昏谵语或昏聩不语,身体灼热,四肢厥冷(热深厥亦深),痰涎壅盛,舌謇,舌质深绛,脉象弦数;②暑温病:神识昏沉,四肢抽搐,项强口噤,两目窜视或直视,痰鸣,肌肤发斑,唇口焦干,舌质红绛,苔黄而干,或舌绛无苔,脉象弦数;③疹毒闭肺:症见高热不退,咳嗽剧烈,气短鼻煽,喉间痰鸣,疹出不透,甚则烦躁不宁,口唇发绀,四肢欠温,指纹青紫,舌苔薄黄或黄厚,脉象浮数或洪数。

【剂型规格】散剂,每瓶装 0.36g。

【用法用量】口服,一岁以上小儿每次 0.36g,未满周岁每次 0.18g,一日 2 次。

【临床应用】用于治疗呼吸道感染、癫痫、小儿急惊风。①治疗毛细支气管炎 83 例,治愈 35 例,好转 45 例,无效 3 例,总有效率 96.39%[医学信息（中旬刊）,2011,24（3）:1069];②治疗儿童支气管哮喘 38 例,治愈 18 例,有效 17 例,无效 3 例,总有效率为 92.1%[上海中医药杂志,2006,40（11）:42]。

【不良反应】尚不明确。

【注意事项】①金礞石中的金属元素可与四环素族及异烟肼生成络合物,影响后者吸收;②本品含川贝母,不宜与乌头类药物同用。

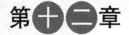

第十二章

不寐类药

　　本类药物用于小儿不寐病症。不寐是以经常不能获得正常睡眠为特征的一类病症。临床表现轻重不一,轻者入寐困难,或寐而易醒,或醒后不能再寐,亦有时寐时醒等,严重者则整夜不能入寐,主要表现为性情急躁易怒,不思饮食,口渴喜饮胸闷胁痛,头痛面红,目赤口苦,小便黄赤,大便秘结,舌红苔黄。多为情志所伤、饮食不节、劳逸失调、久病体虚等因素引起脏腑紊乱,气血失和,营养失调,阳不入阴而发病。病位主要在心,涉及肝、胆、脾、胃、肾,病性有虚有实,且虚多实少。治疗以补虚泻实,调整阴阳为原则。

　　本类药物主要有小儿夜啼颗粒、泻肝安神丸等。

小儿夜啼颗粒

Xiao'er Yeti Keli

《国家中成药标准汇编口腔肿瘤儿科分册》

　　【**药物组成**】小槐花、布渣叶、山楂叶、连翘、金银花、菊花、淡竹叶、灯心草、蝉蜕、钩藤、甘草。

　　【**功能主治**】清热除烦,健胃消食。用于脾胃不和,食积化热所致的小儿夜啼证。症见乳食少思,见食不贪或拒食、腹胀,时哭闹,烦躁不安,夜睡惊跳,舌质红,苔薄黄,脉滑数。

　　【**辨证要点**】脾胃不和,食积化热所致小儿夜啼证。症见乳食少思,见食不贪或拒食、腹胀,时哭闹,烦躁不安,夜睡惊跳,舌质红,苔薄黄,脉滑数。

【剂型规格】颗粒剂,每袋装 5g。

【用法用量】开水冲服。1~6 岁,一次 5g,6 岁以上,一次 10g,一日 3 次。

【临床应用】用治小儿夜啼不寐,消化不良,厌食,惊风。

【不良反应】尚不明确。

【注意事项】①饮食宜清淡,忌食辛辣生冷食物;②本品适用于夏季感冒,对风寒或风热感冒均不适宜;③用药 3 天症状无改善或加重者,应及时就医;④高热汗少、大便干燥者可依上述用量酌减,脾虚久泻者慎用;⑤本品含有甘草,不宜与海藻、大戟、甘遂、芫花同用。

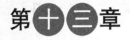

第十三章

小儿驱虫药

本类药物主要用于肠内寄生虫（蛔虫、绦虫、钩虫、蛲虫等）所引起的病症。此类寄生虫病多由湿热内蕴或饮食不洁，食入或感染寄生虫卵所致。症见不思饮食或多食善饥，嗜食异物，绕脐腹痛，时发时止，胃中嘈杂，呕吐清水，肛门瘙痒等。迁延日久，则见面色萎黄，肌肉消瘦，腹部膨大，青筋浮露，周身浮肿等症。可以根据寄生虫的种类，选择药物。服用驱虫药可麻痹或杀死虫体，使虫排出体外，能得到根本治愈。对于体虚患者，应先补后攻，或攻补兼施，驱虫时一般在空腹时服用，以便使药物与虫体易于接触，更好地发挥驱虫效果。

本类药物主要有寸白虫散、杀虫散、化虫散、小儿积散、小儿疳积糖、乌梅丸、肥儿丸、小儿康颗粒、小儿消积驱虫散、使君子丸等。

寸白虫散
Cunbaichong San

【药物组成】贯众、芜荑、石榴皮。

【功能主治】驱虫、消疳、止血，适用于蛔虫病、寸白虫病（西医称为绦虫病）。

【辨证要点】①蛔虫症，症见腹痛时作，呕吐或吐蛔；②绦虫症，症见腹痛时作，便下白色节片。

【剂型规格】散剂。

【用法用量】外用。7~14岁一次6g,成人一次6g,一日1~3次,白糖水调服。

【临床应用】驱虫、消疳、止血,适用于蛔虫病、寸白虫病。

【不良反应】尚不明确。

【注意事项】①用药期间忌食生冷及油腻食物,以清淡食物为宜;②如用于蛔虫病,见腹痛剧烈时,可加服乌梅丸以安蛔止痛。用于寸白虫(绦虫)病时,如见虫体部分排出时,可用温水坐浴,待虫体自行排出;③服用本药后,注意检查有无排虫,虫下即停服;治寸白虫(绦虫),注意检查头节是否排下,必要时可加服南瓜子或槟榔适量;④本药为驱虫剂,空腹或半空服用为宜。

小儿积散

Xiao'er Ji San

《中华人民共和国卫生部药品标准中药成方制剂第五册》

【药物组成】使君子、贯众、石榴皮、槟榔、雷丸、牵牛子(炒)、百部(蒸)、木香、茯苓、山药、甘草。

【功能主治】驱虫止痛,健脾益气。用于小儿蛔虫、蛲虫等症之腹痛、面黄、体弱、偏食、食滞疳积、肛门瘙痒等。

【辨证要点】①疳积,症见腹痛、面黄、体弱、偏食、食滞疳积、肛门瘙痒等。②蛔虫症,症见腹痛时作,呕吐或吐蛔。③绦虫症,症见腹痛时作,便下白色节片。

【剂型规格】每瓶装0.9g。

【用法用量】口服。1岁以内每次1/4瓶,1~2岁每次1/2瓶,3岁以上每次1瓶,一日2次,连服3天。

【临床应用】用于小儿蛔虫、蛲虫等症之腹痛、面黄、体弱、偏食、食滞疳积、肛门瘙痒等。

【不良反应】尚不明确。

【注意事项】本品含甘草,不宜与海藻、大戟、芫花、甘遂同用。

小儿疳积糖

Xiao'er Ganji Tang

《中华人民共和国卫生部药品标准中药成方制剂第二册》

【药物组成】葫芦茶、独脚金、槟榔、苦楝皮。

【功能主治】健胃消食、去积驱虫。用于小儿疳积,消瘦烦躁,食欲不振,夜睡不宁,腹胀呕吐。

【辨证要点】疳积证。症见消瘦烦躁、食欲不振、腹胀、呕吐、夜睡不宁等。

【剂型规格】颗粒剂,每包装 10g。

【用法用量】清晨和临睡前用开水冲服。2~4 岁每次 1/2 包。5 岁及 5 岁以上 1/2~1 包,一日 2 次。

【临床应用】用于小儿疳积,消瘦烦躁,食欲不振,夜睡不宁,腹胀呕吐。

【不良反应】尚不明确。

【注意事项】同第 107 页"小儿疳积糖"。

小儿消积驱虫散

Xiao'er Xiaojiquchong San

《国家中成药标准汇编口腔肿瘤儿科分册》

【药物组成】白术(麸炒)、茯苓、甘草、陈皮、厚朴(姜制)、使君子(仁)、黑牵牛子(炒)、白牵牛子(炒)、六神曲(麸炒)、槟榔、山楂(去核)。

【功能主治】消积杀虫。用于小儿消化不良,食积停滞,腹胀肚痛及驱蛔虫。

【辨证要点】症见食积停滞、腹胀肚痛兼有蛔虫者。

【剂型规格】散剂,每包装 1.5g。

【用法用量】口服。周岁以上每次 0.75g,一日 4 次,周岁以下酌减。

【临床应用】消积杀虫。

【不良反应】尚不明确。

【注意事项】①本品适于食积兼有蛔虫者,单纯食积者不宜久服;②本品含甘草,不宜与海藻、大戟、芫花、甘遂同用。

小儿康颗粒
Xiao'er Kang Keli

【药物组成】太子参、白术、茯苓、山楂、乌梅、白芍、麦芽、葫芦茶、榧子、槟榔、蝉蜕、陈皮。

【功能主治】健脾开胃,消食化滞,驱虫止痛,安神定惊。用于泄泻脾虚夹滞证、虫积脾胃虚弱、虫积肠腑证。

【辨证要点】①泄泻脾虚夹滞证,症见腹泻,便稀,臭秽,食少纳呆,烦躁神疲,脘腹胀满;②虫积脾胃虚弱,虫积肠腑证,症见饮食不振,大便不调,腹痛时作,腹内有条索状物,面色萎黄,精神疲倦,大便下虫,舌淡,苔薄,脉弱。

【剂型规格】颗粒剂,每袋装 10g。

【用法用量】温开水冲服。1 岁以内一次 3g,1~4 岁一次 5g,4 岁以上一次 10g,每日 3 次。

【临床应用】①泄泻,脾虚夹滞证,如小儿消化不良,腹泻病;②虫积,脾胃虚弱,虫积肠腑证,如小儿肠道寄生虫病、蛔虫病。

【不良反应】尚不明确。

【注意事项】①本品对外感寒热或湿热腹泻、腹痛者忌用;

②方中有驱虫之品,不宜久服;③本品含太子参、白芍,服药期间忌用含藜芦、五灵脂、皂荚的制剂。

化虫散

Huachong San

【药物组成】雷丸、使君子、榧子、槟榔。

【功能主治】杀虫消积,有良好的驱蛔虫、寸白虫(绦虫)作用。适用于蛔虫病、寸白虫(绦虫)病等肠道寄生虫病。

【辨证要点】①蛔虫症,症见腹痛时作,呕吐或吐蛔;②绦虫症,症见腹痛时作,便下白色节片。

【剂型规格】散剂,每包装 3g。

【用法用量】3~7 岁一次 1.5g,7~14 岁一次 3g,成人一次 3g,一日 1~3 次。空腹温开水送服,连续 3 天,或虫下则停药。如用以驱杀寸白虫(绦虫),疗程以头节排出为止。

【临床应用】适用于蛔虫病、寸白虫(绦虫)病等肠道寄生虫病。

【不良反应】尚不明确。

【注意事项】①本品内含雷丸,受热60℃有效成分雷丸素易被破坏,应以温开水送服;②忌食辛辣油腻食物。

乌梅丸

Wumei Wan

《中华人民共和国药典》2015 年版一部

【药物组成】乌梅肉、花椒、细辛、黄连、黄柏、干姜、附子(制)、桂枝、人参、当归。

【功能主治】缓肝调中,清上温下。用于治疗蛔厥,久痢,厥阴头痛,症见腹痛下痢,巅顶头痛,时发时止,躁烦呕吐,手足厥冷。

【辨证要点】①蛔厥,症见剑突下、右上腹突然发生阵发性剧烈绞痛或钻顶样疼痛,可放射至右肩胛部及腰背部,发作时哭叫打滚、躯体弯腰,以拳顶按痛处,面色苍白、汗出淋漓,缓解后嬉戏如常。或伴烦闷呕吐,时发时止,得食即吐,常自吐蛔,手足厥逆。舌质淡,苔薄白,脉弦细;②久痢,症见大便脓血,腹部隐痛,神疲乏力,食欲减退。舌白,脉沉迟。

【剂型规格】丸剂,水丸:每袋(瓶)装3g;大蜜丸:每丸重3g。

【用法用量】口服。水丸一次3g,大蜜丸一次2丸,一日2~3次。

【临床应用】①蛔厥:胆腑湿热证,如胆道蛔虫症;②久痢:脾胃虚弱,寒热错杂证,如慢性痢疾。采用乌梅丸治疗小肠功能紊乱86例,结果痊愈44例,好转28例,无效14例,总有效率为84%[云南中医中药杂志,2003,24(2):44]。

【不良反应】尚不明确。

【注意事项】①本品对蛔厥热证明显者不宜使用;②蛔厥腹痛缓解后,应配合使用驱虫剂,以标本兼治;③脾肾虚寒久痢者不宜使用;④服药期间不宜服用藜芦、五灵脂、皂荚的制剂,也不宜吃萝卜;⑤泻痢初起忌服;⑥本品含有马兜铃科植物细辛,在医生指导下使用,定期复查肾功能,肾脏病患者、新生儿禁用。

杀虫散

Shachong San

【药物组成】苦楝皮、锡灰、陈皮、槟榔、雷丸、鹤虱、半夏、榧子、使君子。

【功能主治】杀虫消积。对蛔虫、寸白虫(绦虫)均有良好的驱杀作用。用于蛔虫病、寸白虫（绦虫）病。

【辨证要点】①蛔虫症，症见腹痛时作，呕吐或吐蛔。②绦虫症，症见腹痛时作，便下白色节片。

【剂型规格】散剂。

【用法用量】口服。1岁以内每次0.3g，1~3岁每次0.6g，大于3岁每次0.9g，均为每日2次，温开水送服。连用3~5天，虫下停服。

【临床应用】用于蛔虫病、寸白虫（绦虫）病。

【不良反应】尚不明确。

【注意事项】①用于蛔虫病，如见腹痛剧烈，可以服乌梅丸以安蛔止痛，再服用本品。如腹部可摸及条索状包块上下移动者，可配伍服用生大黄或玄明粉，以泻下排虫；②用于寸白虫（绦虫）病，如见虫体部分排出，可用温水坐浴，待虫体自行排出，并应注意检查其头节是否排出；③本药内含锡灰、苦楝皮等有毒药物，不可过量久服；④内含雷丸，遇热（60℃左右）有效成分雷丸素即被破坏，宜用温开水送服。应置阴凉干燥处贮存；⑤宜空腹服用，忌食辛辣油腻食物。

使君子丸

Shijunzi Wan

《中华人民共和国卫生部药品标准中药成方制剂第七册》

【药物组成】①水丸：使君子、甘草、白芜荑、苦楝子；②蜜丸：使君子、厚朴、陈皮、川芎。

【功能主治】消疳驱虫。用于小儿疳积，虫积腹痛。

【辨证要点】症见腹胀、腹痛、面黄肌瘦、食而不化、喜吃异物、哭闹不安。

【剂型规格】水丸，每40粒重约3g。

【用法用量】口服。一次6~9g，早晨空腹时服。

【临床应用】主要用于蛔虫病、蛲虫病等。用于治疗小儿虫积引起的腹胀、腹痛、面黄肌瘦、食而不化、喜吃异物、哭闹不安者；适用于肠蛔虫、胆道蛔虫、蛔虫性肠梗阻及蛲虫病。

【不良反应】剂量要控制，如用量过大，可引起呃逆、眩晕等不良反应。如发生上述不良反应时可饮服开水、米汤或嚼食甘草，以及用柿蒂或丁香泡汤频饮，有解除呃逆的作用。

【注意事项】本品有一定毒性，不宜连续使用，也不宜超剂量使用；忌食辛辣及不易消化之物。

肥儿丸

Fei'er Wan

《中华人民共和国药典》2015 年版一部

【药物组成】肉豆蔻（煨）、木香、六神曲（炒）、炒麦芽、胡黄连、槟榔、使君子仁。

【功能主治】健胃消积，驱虫。用于小儿消化不良，虫积腹痛，面黄肌瘦，食少腹胀泄泻。

【辨证要点】①疳证，症见形体消瘦，面色萎黄，肚腹胀大，甚者青筋暴露，腹痛，肚脐周围明显，时作时止，身热，烦躁，口臭，大便稀溏，偶有虫体排出，神疲乏力，头发稀黄，或有异食癖。舌质红，苔薄黄，脉细数无力；②消化不良，症见倦怠嗜卧、精神不振、虫积腹痛、面黄肌瘦、食少纳呆、腹胀泄泻或大便不实夹有消化不良食物等。

【剂型规格】丸剂，每丸重 3g。

【用法用量】口服。一次 1~2 丸，一日 1~2 次；3 岁以内小儿酌减。

【临床应用】用于治疗肠寄生虫病、营养不良等。①合清热解毒口服液用于治疗小儿肺炎、腹泻、溃疡性口炎伴有发热、腹胀、呕吐或厌食或嗳气、大便干结或泄泻、舌质红、舌苔白腻或黄腻一组症状 42 例,其中肺炎 20 例,腹泻 12 例,溃疡性口炎 10 例,治愈 39 例,有效 3 例[光明中医,2007,22(1):34];②治疗小儿口疮 24 例,痊愈 15 例,好转 6 例,无效 3 例[中国民间疗法,2006,14(2):41]。

【不良反应】尚不明确。

【注意事项】①本品为驱虫消积药,不可长期服用,非因虫积所致消化不良不宜使用;②忌食生冷、油腻及不易消化食物;③脾胃虚弱者不宜用。

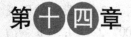
五官科常见的疾病有：口腔疾病、眼病及鼻病等。根据各疾病的不同和临床表现的不同，治疗的中成药也不一样。

口疮形成的病因有通常为：胃火、心火上炎、肝气郁滞、阴虚火旺、脾胃虚弱所引起。对眼病而言，其临床症状有：红肿痛痒、目赤昏花等，对眼病的治疗，除去对症治疗外，更应通过调整脏腑功能来进行治疗。对于鼻病的认识，中医认为：鼻司嗅觉，助发音，为肺之外窍，又为一身血脉所经。引起的外因与风热寒湿有关，而内因则与肺、脾、胆、肾功能失调有密切关系。

因此，根据中医辨证论治的治疗原则，合理选择使用五官科中成药显得尤为重要。

第一节　口疮类药

本类药物用于口疮病症，口疮又名"口疳""口舌生疮"，是发生在口腔黏膜上的浅表性溃疡，大小可从米粒至黄豆大小、成圆形或卵圆形，溃疡面为凹、周围充血的口腔溃疡类疾病。口疮有良性和恶性之分，良性口腔溃疡一般数天至数周可以愈合，形态比较规则，圆形、椭圆形或呈线条形，边缘整齐，清楚，与周围组织分界清，凹陷的基底部较平滑，疼痛明显。而恶性口腔溃疡数月甚至年余不愈合，形态多不规则，边界不清，边缘隆起呈凹凸不平状，溃疡底部不平，呈颗粒状，触之质硬韧，明显区别于正常黏膜，溃疡疼痛反而不甚明显。有时严重者可引发并发症，如口臭、慢性咽炎、便秘、头痛、头晕、恶心、发热、淋巴结肿大等。中医治疗口疮有虚实之分,实证多属心脾积热所致,虚症多属虚火旺盛或气血亏虚所致。

本类药物主要有小儿化毒散。

小儿化毒散

Xiao'er Huadu San

《中华人民共和国药典》2015年版一部

【**药物组成**】人工牛黄、大黄、黄连、珍珠、雄黄、川贝母、天花粉、赤芍、乳香(制)、没药(制)、冰片、甘草。

【**功能主治**】清热解毒,活血消肿。用于热毒内蕴,毒邪未尽所致的口疮肿痛,疮疡溃烂,烦躁口渴,大便秘结。

【**辨证要点**】口疮热毒壅盛证。症见口疮肿痛,口臭流涎,咽喉肿痛,饮食困难,疮疖红肿疼痛,脓液稠黄,发热,烦躁,大便干结,小便短赤。舌红苔黄,脉滑数。

【**剂型规格**】散剂,每瓶装0.6g。

【**用法用量**】口服:一次0.6g,一日1~2次,3岁以内小儿酌减;外用:敷于患处。

【**临床应用**】口疮,心脾积热证:如口腔溃疡、牙龈炎;喉痹,肺胃热盛证:如急性咽炎;疮疖,热毒壅盛证:如化脓性皮肤病。①治疗新生儿脓疱98例,结果表明脓疱消失时间较对照组缩短,且有显著性差异($P<0.01$)[中国社区医生,2011,3:143];②治疗小儿手足口病、口腔溃疡67例,显效45例,有效20例,无效2例,总有效率97.01%[齐齐哈尔医学院学报,2011,32(1):89]

【**不良反应**】尚不明确。

【**注意事项**】①本品对肺胃阴虚火旺慢喉痹者不宜应用;②本品对阴虚火旺,虚火上炎的口疮不宜应用;③本品含有苦寒泻热之品大黄、黄连、牛黄,脾胃虚弱、体质弱者慎服;④本品含有雄黄,不宜过量久服,服药期间定期检查血、尿中砷离子浓度及肝肾功能;⑤忌食辛辣、生冷、油腻腥膻之物;⑥雄黄主要成分为二硫化二砷,与亚铁盐、硫酸盐等同时服用毒性增加;⑦珍珠主要含有碳酸钙、铝、铜、铁、镁、锰、锌、钛等微量元素,可与四环素族及异烟肼生产络合物,影响后者吸收;⑧口服时宜饭后服用。

第二节　眼科用药

本类药物用于眼科病症,其病症常见目赤肿痛、眼目昏花、视力疲劳等症状。

目赤肿痛者,初见眼红,眼睑皮肤肿胀、痛痒流泪,或兼有头痛、恶寒发热,中医根据发病机制,症状急重和流行性,又称风热眼、暴风客热、天行赤眼等。目赤肿痛常见于现代医学急性结膜炎、假性结膜炎及流行性角膜炎,认为由细菌或病毒感染或过敏导致。多因外感风热时邪,侵袭目窍、郁而不宣,或因肝胆火热,循经上扰以致经脉闭塞,血壅气滞,骤然发生目赤肿痛;眼目昏花者,症见两眼事物模糊不清,视力下降、多伴有眼目干涩、眩晕耳鸣、羞明畏光、迎风流泪等症状,中医理论肝开窍于目,当肝之阴血不足时,目失所养导致两目干涩,视物不清。现代医学的白内障、玻璃体混浊、夜盲症、视神经萎缩等疾病多见于上述症状;视力疲劳者,视物稍久则模糊、疲劳、眼干涩、异物感、眼皮沉重感、视物模糊、畏光流泪、眼胀痛及眼部充血等,严重者还可出现头痛、头昏、恶心、精神萎靡、注意力不集中、记忆力下降等症状。现代医学多见于神经萎缩,中心性视网膜炎、慢性眼底病变等疾病。有上述症状的眼科病症可用本类中成药。

本类药物主要有小儿明目丸。

小儿明目丸

Xiao'er Mingmu Wan

《中华人民共和国卫生部药品标准中药成方制剂第二册》

【**药物组成**】薄荷、车前子（盐制）、赤芍、大黄、甘草、黄连、黄芩、金银花、菊花、天花粉、栀子。

【**功能主治**】清热明目，散风止痒。用于上焦热盛，两眼红肿，痛痒不安，二便不利。

【**辨证要点**】症见两眼红肿，痛痒不安，二便不利等。

【**剂型规格**】丸剂，每丸重 1.5g。

【**用法用量**】口服。每次 1 丸，一日 2 次。

【**临床应用**】用于上焦热盛，两眼红肿，痛痒不安，二便不利。

【**不良反应**】尚不明确。

【**注意事项**】①服药时忌食生冷辛辣刺激食物，鱼、虾腥物；②小儿脾胃虚弱，时常大便溏薄者慎用；③用药时应减少太阳光直接刺激眼部。

第三节 耳鼻喉科用药

鼻科类药：本类药物用于鼻病类病症，鼻病是一个极为广泛的常见病、多发病。鼻塞流血是鼻部疾病最常见的症状，鼻病的一般症状为鼻塞及反射性头痛，阵发性鼻塞，鼻塞，鼻塞排出脓、气味腥臭或嗅觉障碍，头昏，流鼻涕，蛙状鼻等。鼻病有以下几种常见类型：鼻衄俗称鼻出血是临床常见的症状之一，鼻息肉为鼻部常见病以及鼻炎、鼻旁窦炎，中医所说的鼻渊、鼻鼽、鼻窒以及上述病症均可用本类药物。

本类药物主要有小儿鼻炎片。

咽喉病类药：本类药物用于咽喉病类病症。中医称为"喉痹",是指以因外邪侵袭,壅遏肺系,邪滞于咽,或脏腑虚损,咽喉失养,或虚火上灼所致的以咽部红肿疼痛,或干燥、异物感、咽痒不适等为主要临床表现的咽部疾病,或可伴有发热、头痛、咳嗽等症状。成人病初咽喉部有干痒、灼热、渐有疼痛、吞咽时加重、唾液增多,咽侧索受累则有明显的耳痛,但因年龄、免疫力不同而程度不一,可有发热、头痛、食欲不振、四肢酸痛等表现。现代医学的喉痹系指急、慢性咽炎,根据病因病机的不同,急性咽炎又可称为风热喉痹或风寒喉痹。西医学的急、慢性咽炎及某些全身性疾病在咽部的表现可参考本类药物进行辨证施治。

本类药物主要有小儿清咽颗粒、小儿咽扁颗粒。

小儿咽扁颗粒

Xiao'er Yanbian Keli

《中华人民共和国药典》2015 年版一部

【药物组成】金银花、射干、金果榄、桔梗、玄参、麦冬、人工牛黄、冰片。

【功能主治】清热利咽,解毒止痛。用于小儿肺卫热盛所致的喉痹、乳蛾,症见咽喉肿痛,咳嗽痰盛,口舌糜烂;急性咽炎,急性扁桃体炎见上述症候者。

【辨证要点】急喉痹风热外侵证。症见发热恶寒,头痛鼻塞,咳嗽痰黄,咽喉肿痛,吞咽不利,舌苔薄黄,脉浮数或浮滑。

【剂型规格】颗粒剂,①每袋装 8g;②每袋装 4g(无蔗糖)。

【用法用量】开水冲服。1~2 岁每次 4g 或 2g(无蔗糖),每日 2 次;3~5 岁每次 4g 或 2g(无蔗糖),一日 3 次;6~14 岁每次 8g 或 4g(无蔗糖),每日 2~3 次。

【临床应用】临床主要用于急性咽炎、喉炎、口腔炎、扁桃体炎及上呼吸道感染症等。①治疗儿童急性化脓性扁桃体炎 42 例,结果痊愈 32 例,显效 8 例,进步 2 例,总有效率 95%[现代中西医结合杂志,2007,16(25):3677];②治疗儿童急性上呼吸道感染120例,其中显效63例,有效45例,无效12例,总有效率90.0%[四川中医,2004,22(8):75]。

【不良反应】尚不明确。

【注意事项】①本品为风热外侵,肺经有热所致之乳蛾、喉痹,若属虚火乳蛾、喉痹、风寒袭肺咳嗽者不宜应用,虚火乳蛾、喉痹表现为慢性咽炎之咽痛咽干,喉核肿痛,自觉有异物感,伴有五心烦热等。风寒袭肺咳嗽表现为咳嗽声重,气急,咽痒,咯痰稀薄色白,常伴鼻塞,流清涕,头痛,肢体酸楚,或见恶寒发热,无汗等表证,舌苔薄白,脉浮或浮紧;②脾虚易腹泻者慎服,表现为大便溏稀,腹胀纳少,食后胀甚,肢体倦怠,神疲乏力,少气懒言等;③服药期间忌食生冷、辛辣、油腻之食品;④对本品过敏者及糖尿病患儿禁服,过敏体质者慎用。

小儿清咽颗粒

Xiao'er Qingyan Keli

【药物组成】板蓝根、薄荷、蝉蜕、连翘、牡丹皮、牛蒡子(炒)、蒲公英、青黛、玄参。

【功能主治】清热解表,解毒利咽。用于小儿外感风热证。

【辨证要点】症见发热头痛,咳嗽音哑,咽喉肿痛等。

【剂型规格】颗粒剂,每袋装6g。

【用法用量】开水冲服。小于1岁每次3g,1~5岁每次6g,大于5岁每次9~12g,每日2~3次。

【临床应用】治疗儿童疱疹性咽峡炎96例,联合利巴韦林用药,总有效率为91.76%,单独使用利巴韦林有效率为70.83%[现新中医,2006,38(4):40-41]。

【不良反应】尚不明确。

【注意事项】①忌食辛辣生冷油腻食物;②风寒感冒者不

适用,表现为恶寒发热,无汗,咽痒咳嗽,咽不红肿,口不渴;③脾胃虚弱,不便稀溏者慎用;④夏季暑热重时,可加服藿香正气丸或六一散。

小儿鼻炎片

Xiao'er Biyan Pian

《中华人民共和国卫生部药品标准中药成方制剂第五册》

【药物组成】白芷、苍耳子、防风、甘草、藁本、蓼大青叶、蒲公英、升麻。

【功能主治】散风、清热。用于小儿慢性鼻炎。

【辨证要点】症见鼻塞、流涕,涕多色白或微黄,嗅觉减退,部分患儿可见头痛、恶寒发热、咳嗽、咯痰,鼻黏膜充血,鼻甲肿大,舌苔薄白,脉浮数。

【剂型规格】片剂,每片重0.3g。

【用法用量】口服。3~5岁一次3片,5~10岁一次5片,每日2~3次。

【临床应用】用于小儿慢性鼻炎。

【不良反应】尚不明确。

【注意事项】服药时忌食辛辣刺激食物。

药名索引

药名索引

药名索引